Dieta Chetogenica Brucia Grassi

Il Percorso Completo in 30 Giorni Step by Step per Dimagrire ed Ottenere Prepotentemente la Forma Fisica che hai Sempre Desiderato Grazie alla Dieta Chetogenica

DR. AUSTIN ALLEN

© Copyright 2019 Tutti i diritti riservati.

la trasmissione, la duplicazione o la riproduzione di questo testo, sarà considerato un atto illegale indipendentemente dal fatto che sia effettuata elettronicamente o in stampa, la riproduzione da parte di terzi del presente manuale (anche solo in parte) è consentita solo con un consenso scritto espresso da parte dell'autore. Tutti i diritti aggiuntivi sono riservati.

Inoltre, le informazioni nelle pagine seguenti sono destinate esclusivamente a fini informativi e dovrebbero quindi essere considerate universali.

Il seguente libro è riprodotto di seguito con l'obiettivo di fornire informazioni il più dettagliate possibili. l'autore non può conoscere le condizioni psico-fisiche di ogni lettore di questo libro, proprio per questo prima di intraprendere una qualsiasi tipologia di azione riportata nel seguente documento è sempre consigliato il parere di un professionista che possa in prima persona verificare le condizioni del soggetto a 360 gradi.

Non ci sono quindi scenari in cui l'autore di questo lavoro possa essere in qualsiasi modo ritenuto responsabile per eventuali problematiche derivanti dall'utilizzo non corretto delle presenti informazioni o dalla mancata consultazione di un professionista prima di intraprendere determinate azioni.

SOMMARIO

RICETTE CHETOGENICHE

Introduzione

Questo libro ti condurrà alla scoperta di un percorso alimentare completo per bruciare i grassi in eccesso attraverso la dieta chetogenica.

Oltre ad includere il piano alimentare step by step di 30 giorni, troverai anche deliziose ricette chetogeniche, valorizzando le fonti nutrizionali di origine vegetale con lo scopo di ottenere (ma soprattutto di mantenere) una splendida forma fisica duratura nel tempo.

Attraverso la dieta chetogenica brucerai i grassi del tuo corpo in eccesso attivando un processo chiamato "chetosi", ciò avviene tramite l'assunzione di un notevole quantitativo di grassi, una buona quantità di proteine e un basso quantitativo di carboidrati.

Tra i vari studi condotti sono stati evidenziare vari benefici apportati dalla dieta chetogenica, come ad esempio la riduzione della fame.

Infatti consumando più grassi, diminuirai la presenza di zuccheri nel sangue e di conseguenza ridurrai la voglia di zucchero, "la classica voglia di qualcosa di dolce".

(Proprio per questo la dieta chetogenica è consigliabile anche per le persone diabetiche, ovviamente sotto osservazione del proprio medico).

La dieta chetogenica oltre a prevedere un notevole incremento dei grassi, prevede anche un incremento delle proteine, molte persone pensano che le proteine di origine vegetale siano "incomplete" rispetto a quelle di origine animale.

…Niente di più sbagliato, infatti ogni fonte proteica vegetale contiene alcuni degli aminoacidi essenziali, basterà semplicemente assumere i giusti cibi, variando spesso gli alimenti per avere un apporto di aminoacidi completo al 100%

Fatta questa doverosa premessa, adesso ti elencherò i formaggi che troverai all'interno delle ricette, questi latticini si possono trovare sia prodotti con l'utilizzo di caglio animale (se sei onnivoro) e sia senza l'utilizzo di caglio animale (se sei vegetariano):

Mozzarella, Gorgonzola, formaggio Svizzero, formaggio cremoso (esempio Philadelphia), Parmigiano, Feta.

Adesso basta con le parole, passiamo subito alla pratica avviandoci alla scoperta di questo viaggio di 30 giorni in cui troverai per prima cosa la lista di tutte le ricette suddivise in Colazione (Capitolo 1), Pranzo (Capitolo 2), Cena (Capitolo 3) per poi arrivare al Capitolo 4 in cui troverai il Piano alimentare Step by Step per ogni singolo giorno + Alcune indicazioni per gli Spuntini della giornata!

SI PARTE!

CAPITOLO 1

Colazione Chetogenica

Frittata di pomodorini

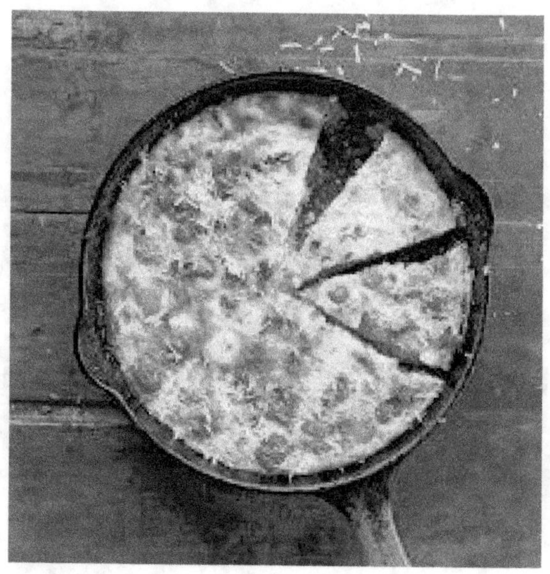

Ingredienti per 2 porzioni:

- 6 uova

- 1 cucchiaio di basilico fresco, tritato

- 1 cucchiaio di erba cipollina fresca, tritata

- 1 cucchiaio di burro

- 100 g di pomodorini, tagliati a metà

- 1 tazza di formaggio feta (a pezzetti)

- 1/2 cipolla tritata

- Sale

- Pepe (opzionale)

Procedimento:

1. Sciogli il burro in una padella a fuoco medio-alto.

2. Aggiungi la cipolla nella padella e fai soffriggere.

3. In una ciotola, sbatti le uova, basilico, erba cipollina, sale e pepe.

4. Una volta rosolata la cipolla, versa il composto ottenuto nello step precedente all'interno della padella.

5. Poi aggiungi i pomodorini e il formaggio a pezzetti, fai cuocere per 5 minuti.

6. Buon appetito!

Valori nutrizionali per porzione:

Calorie 395 kcal

Carboidrati 6 g

Proteine 22 g

Grassi 29 g

Muffin con farina di mandorle e mirtilli

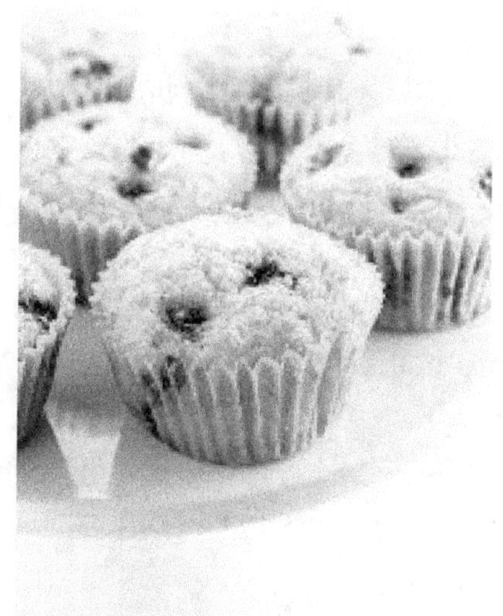

Ingredienti per 3 porzioni:

- 2 uova

- Mezza tazza di mirtilli freschi

- 5 gocce di stevia liquida

- 1/4 di cucchiaino di estratto di vaniglia

- 1 tazza di panna

- 1/4 tazza di burro fuso

- 1/3 di cucchiaino di lievito in polvere

- 2 tazze di farina di mandorle

- Mezzo cucchiaino di sale

- 1/2 Cucchiaio Olio extravergine di oliva

Procedimento:

1. Preriscalda il forno a 190°C.

2. Cospargi la teglia adatta ai muffin con olio.

3. In una ciotola, mescola la farina di mandorle, il sale e il lievito in polvere.

4. In un'altra grande ciotola, sbatti insieme uovo, burro fuso, vaniglia, stevia, panna, mirtilli

5. Aggiungi il composto di farina di mandorle (ottenuto nel punto 3) nel composto all'uovo (ottenuto nel punto 4) e mescola bene

6. Versa la pastella ottenuta nella teglia per muffin e cuoci in forno per 15 minuti

7. Buon appetito!

Valori nutrizionali per porzione:

Calorie 343 kcal

Carboidrati 8 g

Proteine 9 g

Grassi 28 g

Frittata di broccoli

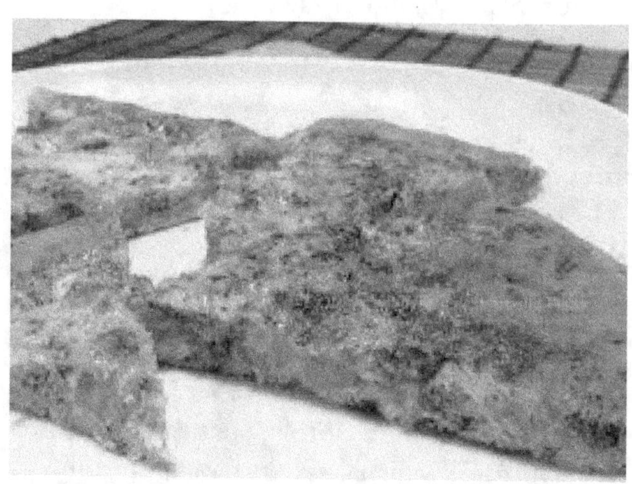

Ingredienti per 4 porzioni:

- 10 uova

- 1 avocado affettato

- 100 g di formaggio feta (a pezzetti)

- 1 gambo di broccoli (tagliato a pezzetti)

- 1 pomodoro a dadini

- 2 cucchiai di olio d'oliva

- 1/2 cucchiaino di sale

- 1/2 cucchiaino di pepe nero

Procedimento:

1. Preriscalda il forno a 220°C

2. Scalda l'olio d'oliva in una padella a fuoco medio.

3. In una ciotola, sbatti insieme uova, broccoli, avocado, pomodoro tagliato a dadini, sale e pepe.

4. Aggiungi il formaggio sbriciolato e mescola bene il tutto

5. Versa il composto nella teglia e fai cuocere in forno, fino a quando non diventa dorato.

6. Buon appetito!

Valori nutrizionali per porzione:

Calorie 329 kcal

Carboidrati 8 g

Proteine 15 g

Grassi 25 g

Budino di Chia con mirtilli

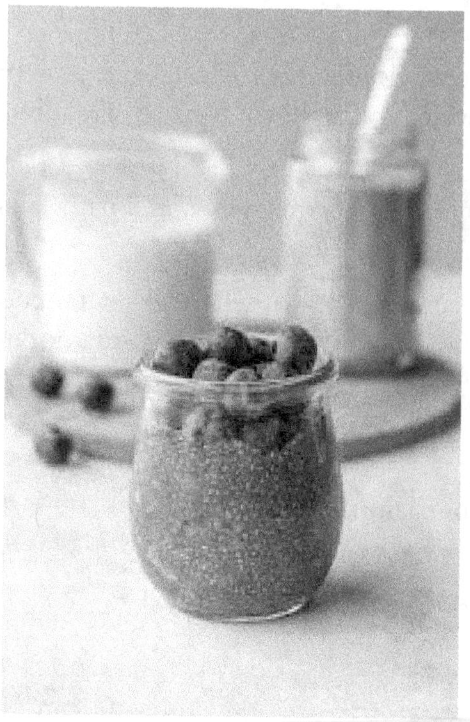

Ingredienti per 2 porzioni:

- 10 cucchiai di semi di chia

- 3 tazze di latte di mandorle (senza zuccheri aggiunti)

- 5 gocce di dolcificante stevia

- 1/4 di tazza di mirtilli

Procedimento:

1. Metti tutti gli ingredienti in una ciotola (tranne i mirtilli) e mescola bene

2. Lascia riposare il budino per 5 minuti e poi mescola nuovamente

3. Trasferisci la ciotola in frigo per almeno 1 ora.

4. Aggiungi i mirtilli e servi

5. Buon appetito!

Valori nutrizionali per porzione:

Calorie: 196 kcal

Carboidrati 6 g

Proteine 6 g

Grassi: 5 g

Porridge al Cocco

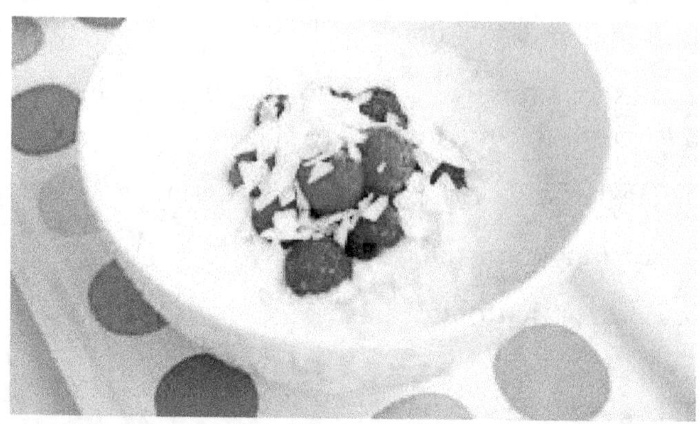

Ingredienti per 2 porzioni:

- 1/2 tazza di cocco essiccato senza zucchero

- 1 tazza di latte intero di cocco senza zucchero

- 5 cucchiai di farina di cocco

- 2 cucchiaini di buccia di psillio

- 1/4 di cucchiaino di estratto di vaniglia

- 5 gocce di dolcificante stevia

- Un pizzico di cannella

- Un pizzico di noce moscata

- 6 cucchiai di scaglie di mandorle tostate

Procedimento:

1. Metti a scaldare una pentola a fuoco medio-

alto.

2. Metti la noce di cocco essiccata nella pentola e falla tostare per circa 2 minuti.

3. Aggiungi il latte di cocco e mescola.

4. Copri la pentola e porta ad ebollizione il contenuto. Poi, continuare a mescolare aggiungendo i restanti ingredienti (tranne le scaglie di mandorle e la cannella) per altri 5 minuti.

5. Rimuovi la pentola dal fuoco e trasferisci il contenuto in una scodella

6. Infine decora con le scaglie di mandorle e un po' di cannella

7. Buon appetito!

Valori nutrizionali per porzione:

Calorie 257 kcal

Carboidrati 5g

Proteine 8g

Grassi 22g

Pane alle noci

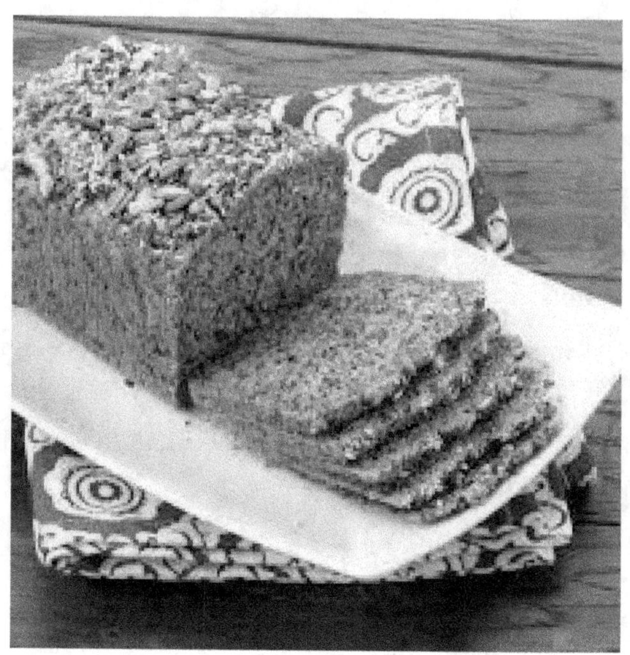

Ingredienti per 6 porzioni:

- 1/2 di tazza di mandorle

- 1/2 di tazza di nocciole

- Mezza tazza di semi di zucca

- 1/2 di tazza di semi di lino

- 3 uova

- 3 cucchiai di semi di sesamo

- 3 tazze di farina di mandorle

- 1 misurino di proteine organiche di soia in polvere non aromatizzate

- 2 cucchiai di farina di cocco

- 1/2 cucchiaino di bicarbonato di sodio

- Pizzico di sale

- Mezza tazza di latte di mandorle non zuccherato

- 1 cucchiaio di aceto di mele

- 1/3 tazza di olio di cocco

- 2 cucchiai di sciroppo d'acero

- 4 cucchiai di acqua

Procedimento:

1. Preriscalda il forno a 180°C.

2. Rivesti la teglia con carta da forno.

3. Trita finemente le mandorle, le nocciole e tutti i semi.

4. Trasferisci il composto ottenuto in una ciotola e mescola con la farina di mandorle, la farina di cocco, bicarbonato di sodio e sale.

5. Prendi un'altra ciotola e aggiungi il latte di mandorle, le proteine in

polvere, uova, olio di cocco, sciroppo d'acero e aceto di mele e 4 cucchiai di acqua, mescola il tutto per bene.

6. Adesso mischia il composto liquido appena ottenuto (punto 7) con il composto ottenuto nel punto 5, impasta per bene fino ad ottenere un impasto omogeneo.

7. Trasferisci l'impasto nella teglia e cuoci per 50 minuti.

8. Buon appetito!

Valori nutrizionali per porzione:

Calorie 293 kcal

Carboidrati 6 g

Proteine 13 g

Grassi 24 g

Caffè all'uovo

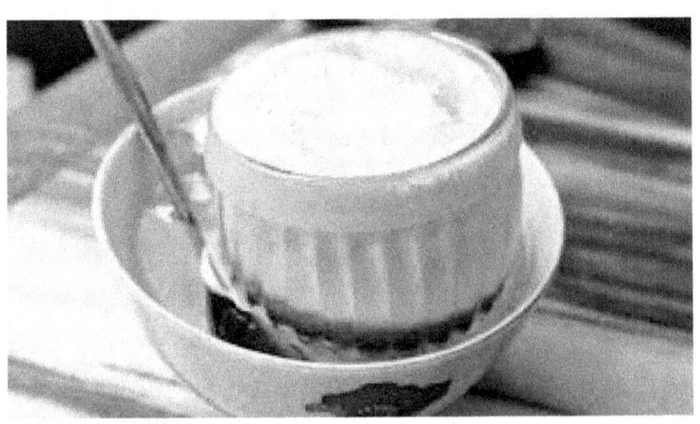

Ingredienti per 4 porzioni:

- 4 cucchiai di latte condensato

- Mezza tazza di panna montata (senza zuccheri aggiunti)

- 1 cucchiaio di burro

- 12 gocce di dolcificante stevia

- 1 cucchiaino di puro estratto di vaniglia

- Pizzico di sale

- 4 tazzine di caffè

- 4 tuorli d'uovo

Procedimento:

1. In una casseruola, aggiungi tutti gli ingredienti, (tranne la vaniglia, il latte condensato e i tuorli)

metti a cuocere a fuoco medio per 15 minuti e mescola di tanto in tanto.

2. Togli la pentola dal fuoco e aggiungi il cucchiaino di estratto di vaniglia.

3. Dividi in 4 tazze "il composto al caffè" che hai ottenuto.

4. Prendi una piccola ciotola e sbatti i tuorli insieme al latte condensato.

5. Infine dividi uniformemente "il composto ai tuorli" tra le 4 tazze ottenute nel punto 3.

6. Buon appetito!

Valori nutrizionali per porzione:

Calorie 198 kcal

Carboidrati 3 g

Proteine 4 g

Grassi 15 g

Frullato di formaggio e limone

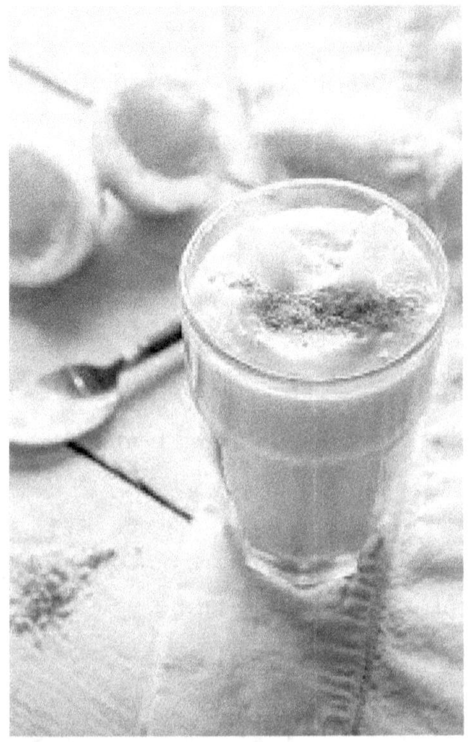

Ingredienti per 1 porzione:

- 1/3 di tazza di latte di cocco

- 1 tazza di ghiaccio

- 1 cucchiaio di mascarpone senza lattosio

- 1 cucchiaio di polvere proteica alla vaniglia

- 1 cucchiaino di succo di limone

- 1 cucchiaio di panna da montare (senza zuccheri aggiunti)

- 1 cucchiaio di burro di cacao

- 1 cucchiaino di scorza di limone

- 5 gocce di stevia liquida (opzionale)

Procedimento:

1. Versa tutti gli ingredienti in un frullatore e azionalo!

2. Versa il composto ottenuto in un bicchiere e condisci con la scorza di limone

3. Buon appetito!

Valori nutrizionali per porzione:

Calorie 234 kcal

Carboidrati 5 g

Proteine 5 g

Grassi 19 g

Mousse di avocado alle more

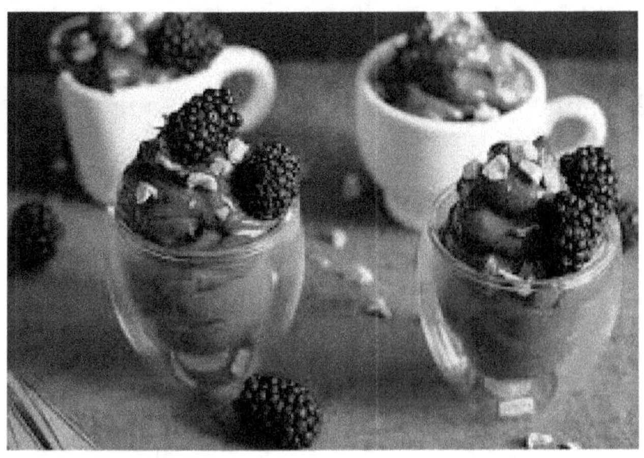

Ingredienti per 1 porzione:

- Mezzo avocado medio

- 1 cucchiaio di burro di cacao

- 1 cucchiaio di polvere proteica con aroma di cioccolato

- 1 cucchiaio di more (fresche o congelate)

- 1 cucchiaio di panna da montare (senza zuccheri aggiunti)

- 1 pizzico di estratto di vaniglia

- 2 cucchiai di acqua

- 3 cubetti di ghiaccio

Procedimento:

1. Metti tutti gli ingredienti nel frullatore (tranne le more) e azionalo fino a quando non ottieni un composto omogeneo.

2. Condisci con le more

3. Fai riposare il composto in frigorifero per 30 minuti

4. Buon appetito!

Valori nutrizionali per porzione:

Calorie 267 kcal

Carboidrati 12 g

Proteine 12 g

Grassi 22 g

Uova Farcite con Asparagi e senape

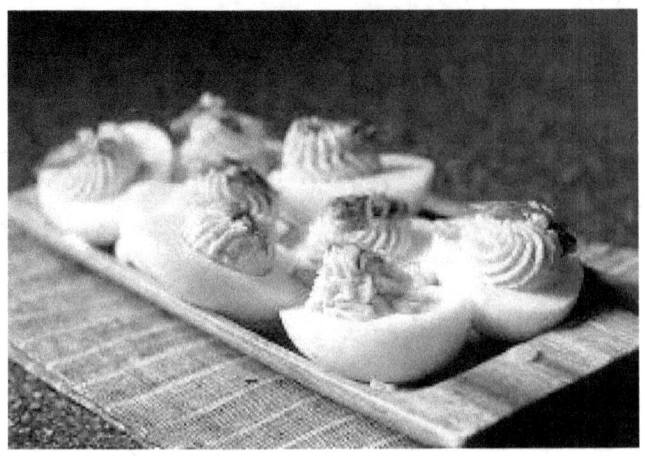

Ingredienti per 3 porzioni:

- 6 uova sode

- 6 asparagi

- 2 cucchiaini di cipolla tritata

- 3 cucchiai di maionese

- 1/2 tazza di senape di Digione

- Scorza di limone

- Un pizzico di Sale

Procedimento:

1. Pulisci gli asparagi

2. Riscalda l'acqua in una casseruola e fai bollire gli asparagi per 5 minuti

3. Togli gli asparagi dalla casseruola, taglia le punte e mettile da parte

4. Inserisci le restanti parti degli asparagi in un frullatore e azionalo, fino ad ottenere un "purè di asparagi"!

5. Nel frattempo, fai bollire le uova per 10 minuti.

6. Adesso sciacqua le uova con acqua fredda e sbucciale.

7. Rimuovi i tuorli e mettili in una ciotola.

8. Aggiungi all'interno della ciotola; il purè di asparagi, maionese, senape, scorza di limone, cipolla e un pizzico di sale. Mescola il tutto per bene.

9. Riempi gli albumi con il composto ottenuto

10. Condisci mettendo 1 punta di asparago in cima ad ogni pezzo!

11. Metti in frigo prima di servire

12. Buon appetito!

Valori nutrizionali per porzione:

Calorie 193 kcal

Carboidrati 6 g

Proteine 12 g

Grassi 18 g

Burrito mediterraneo

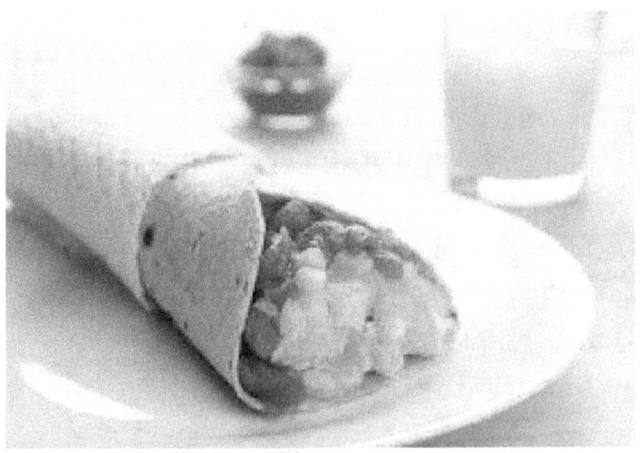

Ingredienti per 6 porzioni:

- Salsa per guarnire

- 1 tazza di fagioli fritti

- 1 tazza di formaggio feta

- 3 cucchiai di Pomodori tritati

- 3 cucchiai di olive nere

- 2 tazza di spinaci

- 6 uova

- 6 Tortillas medi

Procedimento:

1. In una pentola mescola le uova con la feta per

cinque minuti a fuoco lento.

2. Mescola poi i pomodori, olive nere, spinaci e fai cuocere per altri cinque minuti, mescolando spesso.

3. Spalma due cucchiai di fagioli fritti su ogni tortilla e guarnisci con il mix di uova ottenuto nel punto 2.

4. Avvolgi ogni tortilla e griglia per cinque minuti in una piastra

5. Buon appetito!

Valori nutrizionali per porzione:

Calorie 232 kcal

Carboidrati 15 g

Proteine 14 g

Grassi 14 g

Tazza "Quiche Tofu"

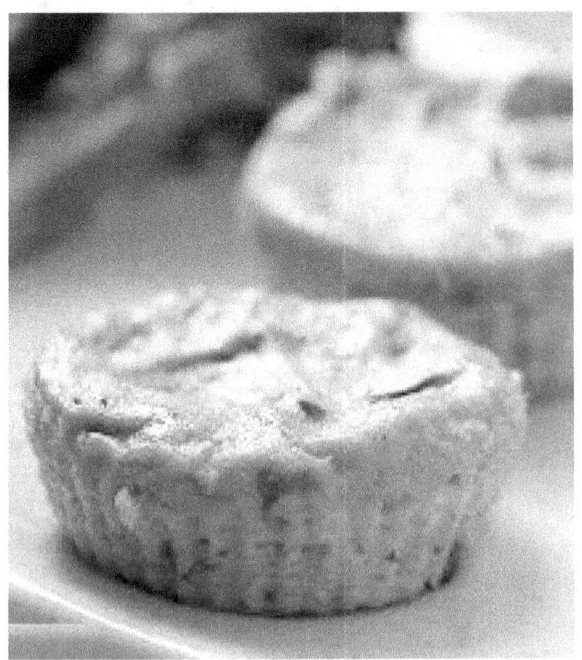

Ingredienti per 4 porzioni:

- 400 g di Tofu extra duro

- 3 cucchiai di acqua

- 4 cucchiai di burro

- 2 cucchiaini di polvere d'aglio

- 2 cucchiaini di senape di Digione

- 1 cucchiaio di succo di limone

- 1 porzione di lievito alimentare in polvere

- 4 tazze di verdure a foglia verde (a piacere)

Procedimento:

1. Preriscalda il forno a 180°C.

2. Metti uno strato di carta forno nella teglia adatta per i muffin

3. In un frullatore, metti tutti gli ingredienti e azionalo

4. Distribuisci la pastella preparata nella teglia per muffin e cuoci per 30 minuti

5. Buon appetito!

Valori nutrizionali per porzione:

Calorie 231 kcal

Carboidrati 5 g

Proteine 11 g

Grassi 18 g

Budino di chia greco

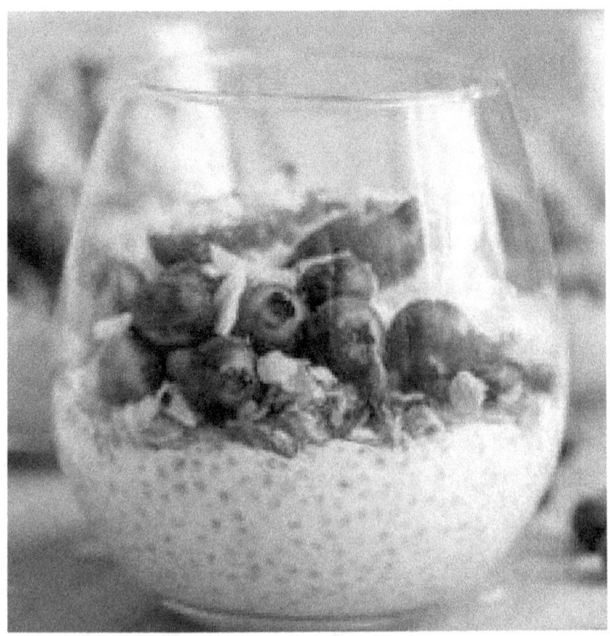

Ingredienti per 2 porzioni:

- Mezza tazza di yogurt greco intero (senza zuccheri aggiunti)

- Mezza tazza di latte intero di cocco

- 1 misurino di proteine di soia in polvere (gusto vaniglia o cioccolato)

- 5 cucchiai di semi di chia

- 5 gocce di dolcificante stevia

- 1/4 di tazza di lamponi
- 1/4 di tazza di noci pecan (tritate)

Procedimento:

1. In una ciotola mescola lo yogurt con il latte di cocco, la polvere proteica e i semi di chia.

2. Lascia riposare il budino per 2 minuti e aggiungi il dolcificante mescolando per 2 minuti.

3. Metti in frigo per tutta la notte

4. Completa il budino con i lamponi e le noci pecan tritate prima di servire.

5. Buon appetito!

Valori nutrizionali per porzione:

Calorie 288 kcal

Carboidrati 6 g

Proteine 13 g

Grassi 20 g

Ho un **REGALO** per te, spero lo apprezzerai

Si hai capito bene, ho deciso di farti un regalo!

Devi sapere che all'interno della nostra collana di libri, oltre a questo manuale sulla dieta chetogenica, ne abbiamo pubblicato un altro molto interessante…

…Si tratta di un libro pieno zeppo di gustose ricette chetogeniche, super efficaci per dimagrire o semplicemente per mantenerti in splendida forma fisica!

Il libro in questione si intitola:

RICETTE CHETOGENICHE

Gustose Ricette Chetogeniche (Facili e Veloci da Preparare) per Dimagrire Rapidamente Attraverso la Dieta Chetogenica!

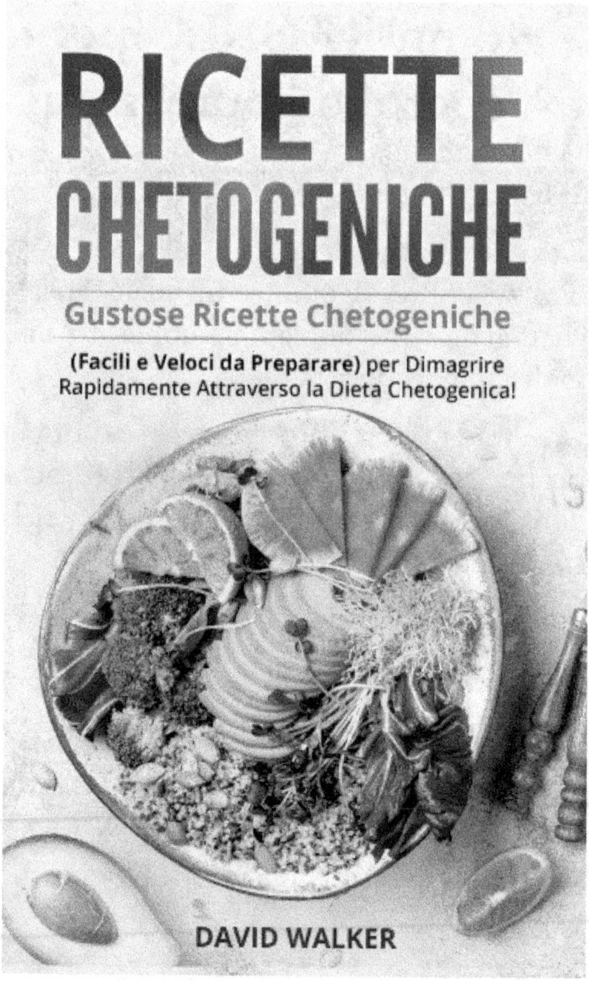

Come puoi verificare con i tuoi occhi, questo manuale è in vendita su Amazon a **12,90 euro** il cartaceo e a **4,99 euro** la versione Kindle (senza la possibilità di essere preso in prestito con Kindle Unlimited).

Io te lo regalerò, non voglio neanche un centesimo, ti chiedo solo un piccolo favore (per me molto importante), quello di lasciarmi una recensione a 5 stelle su Amazon per il libro che stai leggendo in questo momento "Dieta Chetogenica Brucia Grassi".

Come ricevere il Libro GRATIS?

SEMPLICISSIMO!

Lascia una recensione a 5 stelle su Amazon per il libro che stai leggendo adesso (Dieta Chetogenica Brucia Grassi), subito dopo inviami un messaggino su Whatsapp con scritto "RECENSIONE FATTA" al numero **3272024017**

…E il Gioco è Fatto, entro poche ore riceverai la tua personale copia omaggio del nostro nuovo libro direttamente su Whatsapp!

Buona continuazione di lettura!

CAPITOLO 2

Pranzo Chetogenico

Cavoletti di Bruxelles con parmigiano

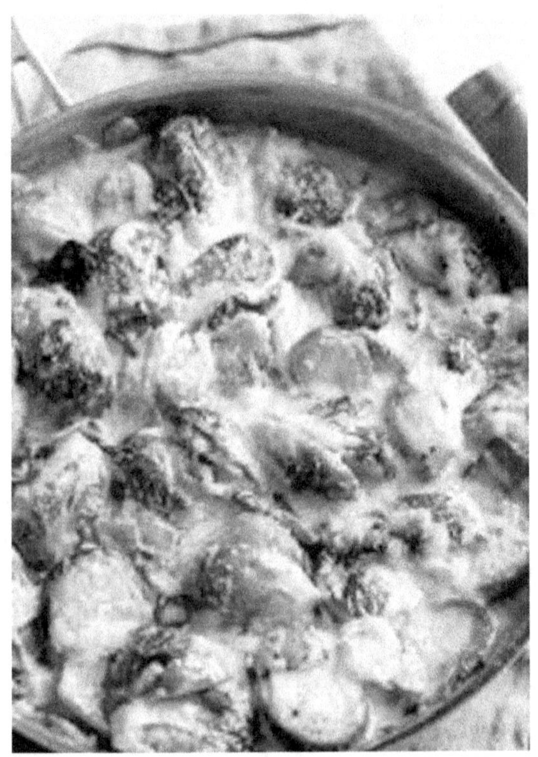

Ingredienti per 2 porzioni:

- 14 cavoletti di Bruxelles tagliati a pezzetti

- 1 cucchiaio di parmigiano grattugiato

- 2 spicchi d'aglio, tritati

- 1 cucchiaio di olio d'oliva

- 2 cucchiai di burro

- 1/4 cucchiaino di pepe

- 1/4 cucchiaino di sale

Procedimento:

1. Scalda l'olio e il burro in una padella a fuoco medio-alto.

2. Abbassa la fiamma e aggiungi l'aglio. Soffriggilo per 1 minuto.

3. Aggiungi i cavoletti di Bruxelles e copri la padella con un coperchio, cuoci per 10 minuti senza mescolare.

4. Aggiungi di sopra il parmigiano e condisci con sale e pepe.

5. Buon appetito!

Valori nutrizionali per porzione:

Calorie 191 kcal

Carboidrati 9 g

Proteine 4 g

Grassi 15 g

Insalata di maionese all'uovo

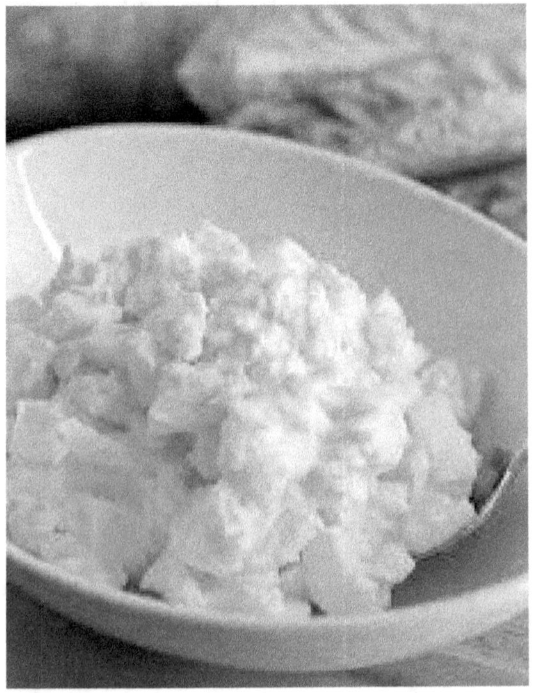

Ingredienti per 3 porzioni:

- 6 uova sode

- 1 cucchiaio di aneto fresco tritato

- 3 cucchiai di maionese

- 3 cucchiai di sottaceti tritati

- Sale e pepe quanto basta

Procedimento:

1. Aggiungi tutti gli ingredienti nella ciotola e mescola bene il tutto fino ad ottenere un composto omogeno.

2. Buon appetito!

Valori nutrizionali per porzione:

Calorie 195 kcal

Carboidrati 4 g

Proteine 9 g

Grassi 14 g

Tortino di spinaci

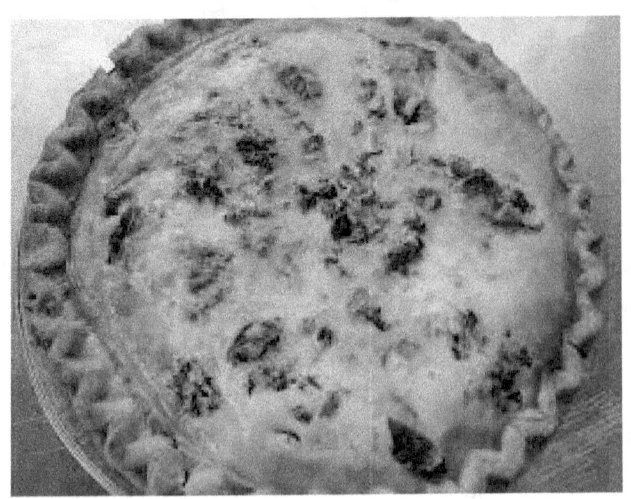

Ingredienti per 5 porzioni:

- 10 uova

- 1 tazza di spinaci freschi

- 1/4 tazza di scalogno fresco, tritato

- 1 tazza di formaggio Svizzero a scaglie

- 1 tazza di panna

- 1 tazza di latte di cocco

- 1 cucchiaio di burro

- Sale e pepe quanto basta

Procedimento:

1. Preriscalda il forno a 180°C

2. Ungi una teglia con un filo d'olio

3. In una ciotola, sbatti insieme tutti gli ingredienti (tranne il formaggio a scaglie)

4. Versa il composto appena ottenuto nella teglia preparata precedentemente e cospargi sopra il formaggio.

5. Fai cuocere in forno per 30 minuti.

6. Buon appetito!

Valori nutrizionali per porzione:

Calorie 341 kcal

Carboidrati 4 g

Proteine 16 g

Grassi 28 g

Zuppa di menta e avocado

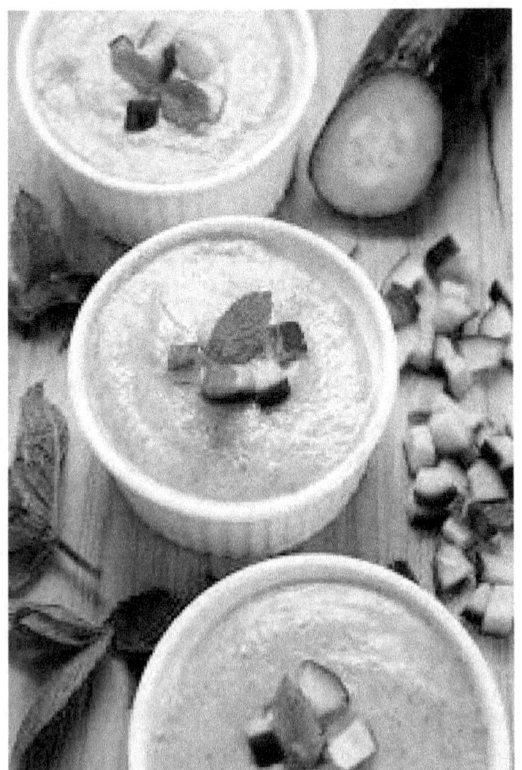

Ingredienti per 1 porzione:

- 1 avocado, pelato, snocciolato e tagliato a pezzi

- 1 tazza di latte di cocco

- 2 foglie di lattuga romana

- 20 foglie di menta fresca

- 1 cucchiaio di succo di lime fresco

- Un pizzico di sale

Procedimento:

1. Aggiungi tutti gli ingredienti nel frullatore e azionalo

2. Versa il composto nelle scodelle e mettilo in frigo per almeno 10 minuti.

3. Mescola nuovamente prima di servilo.

4. Buon appetito!

Valori nutrizionali per porzione:

Calorie 358 kcal

Carboidrati 11 g

Proteine 7 g

Grassi 35 g

Riso di Cavolfiore alle erbe

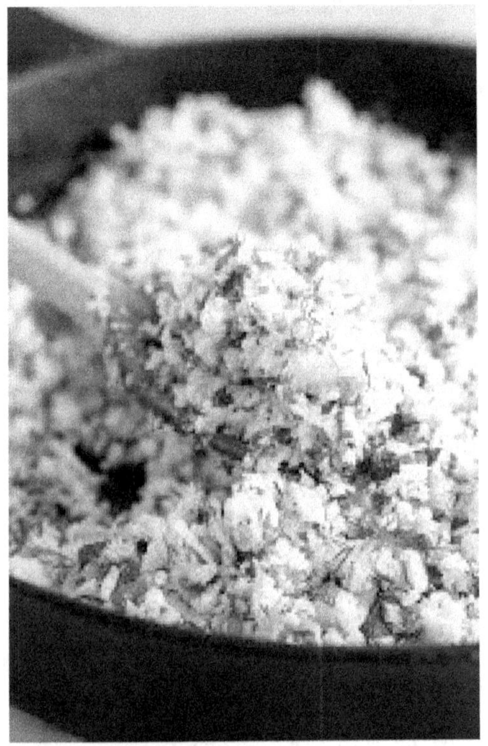

Ingredienti per 3 porzioni:

- 250 g di Cavolfiore

- 150 g di funghi affettati

- 150 g di asparagi tagliati a pezzetti

- 1/2 cucchiaino di rosmarino

- 1/2 cucchiaino polvere di Cayenna

- 5 cucchiai di olio d'oliva

- 3 carote, tagliate a fette

- Sale e pepe nero quanto basta

Procedimento:

1. Trita la testa di cavolfiore creando un composto "simile al riso" e mettilo da parte.

2. Scalda l'olio d'oliva in una padella a fuoco medio.

3. Aggiungi le verdure nella padella e fai rosolare per 5 minuti.

4. Aggiungi il riso di cavolfiore e le spezie e fai rosolare per altri 10 minuti.

5. Buon appetito!

Valori nutrizionali per porzione:

Calorie 167 kcal

Carboidrati 11 g

Proteine 6 g

Grassi 9 g

Asparagi e funghi

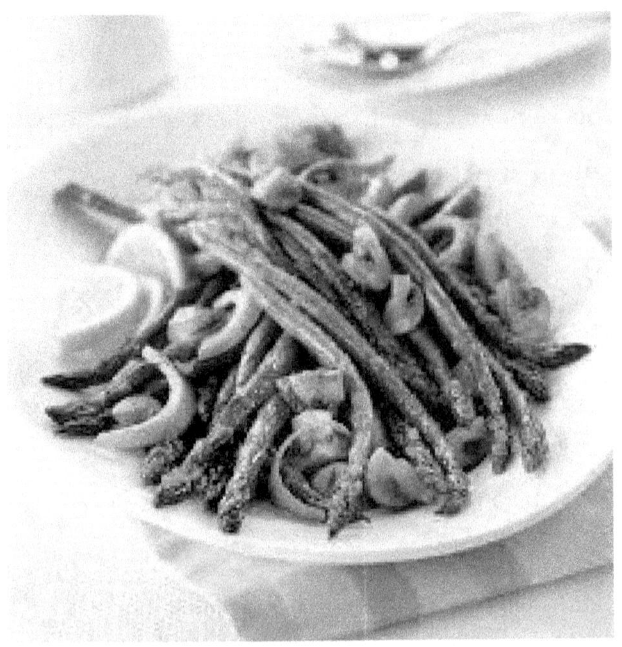

Ingredienti per 2 porzioni:

- 400 g di asparagi, tagliati a pezzetti

- 1/4 di tazza d'acqua

- 12 funghi freschi affettati

- 4 cucchiai di olio d'oliva

- Sale e Pepe quanto basta

Procedimento:

1. Scalda l'olio e l'acqua in padella a fuoco medio.

2. Aggiungi funghi e il sale e fai cuocere per 15 minuti

3. Nella stessa padella aggiungi gli asparagi e fai cuocere per altri 2 minuti, condisci con sale e pepe.

4. Buon appetito!

Valori nutrizionali per porzione:

Calorie 154 kcal

Carboidrati 6 g

Proteine 4 g

Grassi 10 g

Cavolfiore arrostito

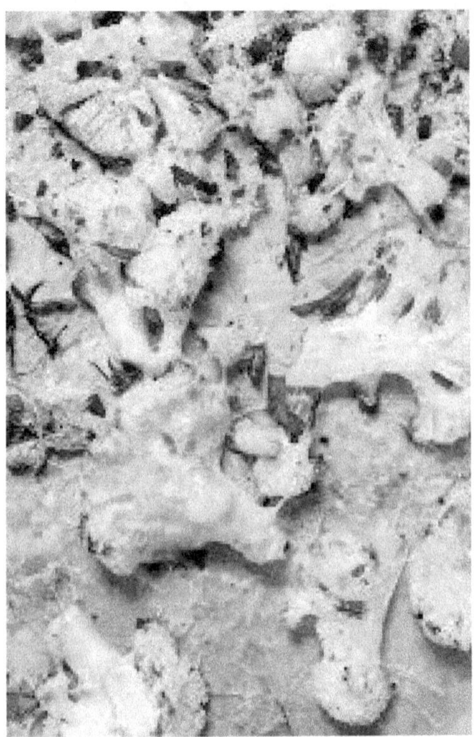

Ingredienti per 4 porzioni:

- 1 grande testa di cavolfiore, tagliata a cimette

- 1 scorza di limone

- 6 cucchiai di olio d'oliva

- 2 cucchiaini di succo di limone

- Mezzo cucchiaino di aglio in polvere

- Sale e pepe quanto basta

Procedimento:

1. Preriscalda il forno a 220°C

2. Inserisci tutti gli ingredienti in una ciotola e mescola bene.

3. Fai cuocere in forno preriscaldato per 15 minuti.

4. Buon appetito!

Valori nutrizionali per porzione:

Calorie 186 kcal

Carboidrati 11 g

Proteine 4 g

Grassi 10 g

Insalata di cetrioli

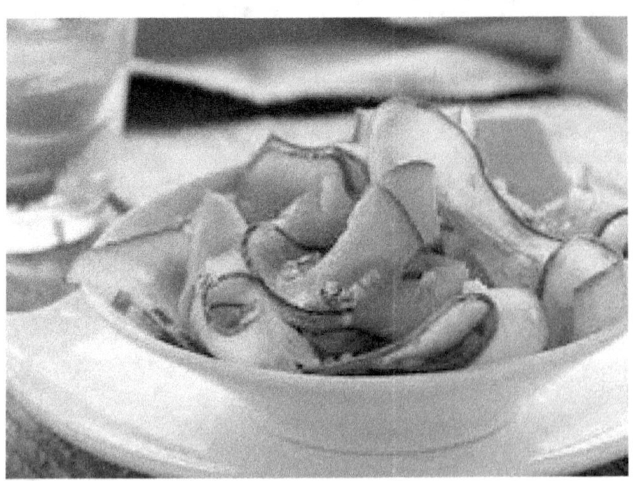

Ingredienti per 2 porzioni:

- 1 cetriolo tagliato a forma spirale

- 2 pomodori, tritati

- 1 tazza di formaggio Svizzero tagliato a cubetti

- Mezzo cucchiaino di erba cipollina

- Mezza cipolla affettata

Procedimento:

1. Aggiungi tutti gli ingredienti in una ciotola grande e mescola bene.

2. Buon appetito!

Valori nutrizionali per porzione:

Calorie 164 kcal

Carboidrati 9 g

Proteine 12 g

Grassi 14 g

Insalata di cavolo e cocco

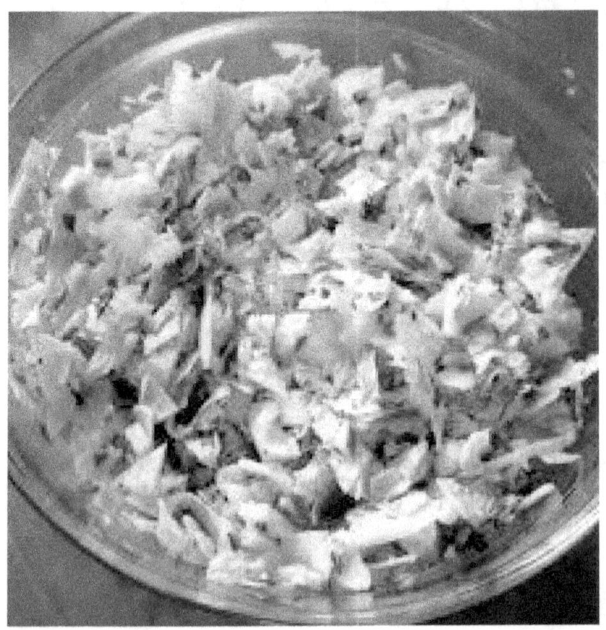

Ingredienti per 2 porzioni:

- 1/3 di tazza di cocco essiccato senza zucchero

- Mezzo cavolo, tritato

- 2 cucchiaini di semi di sesamo

- 1/4 di tazza di salsa tamari

- 1/4 di tazza di olio d'oliva

- Succo fresco di 1 limone

- Mezzo cucchiaino di cumino

- Mezzo cucchiaino di curry in polvere

- Mezzo cucchiaino di zenzero in polvere

Procedimento:

1. Aggiungi tutti gli ingredienti in una ciotola grande e mescola bene.

2. Metti l'insalata in frigorifero per 1 ora prima di servire.

3. Buon appetito!

Valori nutrizionali per porzione:

Calorie 197 kcal

Carboidrati 10 g

Proteine 4 g

Grassi 16 g

Cavolfiore cremoso con formaggio

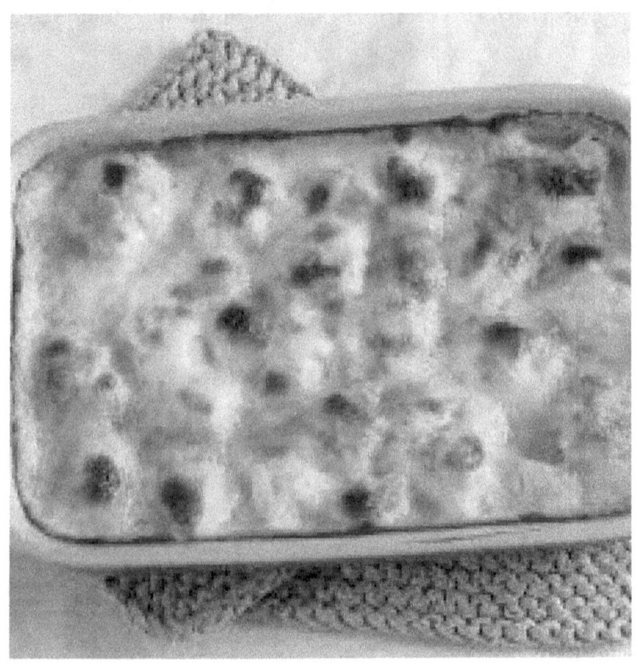

Ingredienti per 2 porzioni:

- 2 tazze di cavolfiore

- 1 tazza di ricotta

- 2 cucchiai crema di formaggio

- Mezza tazza di formaggio Feta a pezzetti

- Sale e pepe a piacere

Procedimento:

1. Preriscalda il forno a 200°C

2. Mescola tutti gli ingredienti in una teglia, distribuendoli in modo omogeneo e copri il tutto con carta di alluminio.

3. Metti la teglia nel forno e cuoci per 35 minuti.

4. Buon appetito!

Valori nutrizionali per porzione:

Calorie 295 kcal

Carboidrati 5 g

Proteine 15 g

Grassi 27 g

Cetriolo ripieno di uova

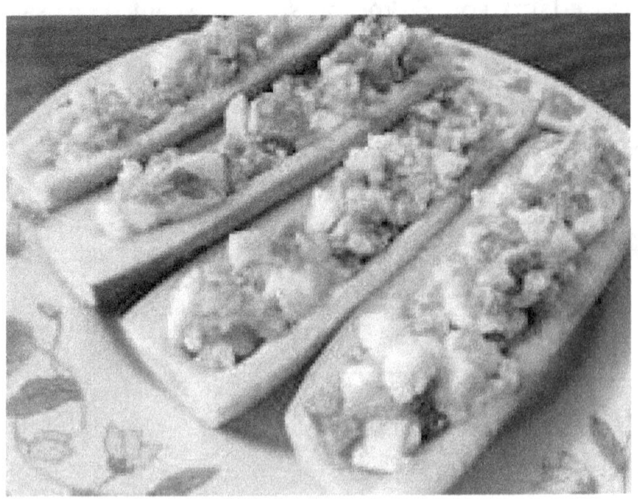

Ingredienti per 2 porzioni:

- 1 cetriolo grande

- 2 cucchiai di prezzemolo, tritato

- 2 cucchiaini di senape di Digione

- 1/5 di cucchiaino di pepe di Cayenna

- 1/4 di tazza di yogurt greco al naturale

- 1 gambo di sedano a dadini

- 4 uova sode pelate

- 1/4 di cucchiaino di sale

Procedimento:

1. In una ciotola schiaccia le uova usando una forchetta e aggiungi poi nella stessa ciotola il sedano, prezzemolo, senape, yogurt e sale, mescola bene il tutto

2. Taglia il cetriolo per lungo dividendolo a metà

3. Farcisci le 2 metà del cetriolo con il composto ottenuto nel punto 1

4. Per finire cospargi in cima il pepe di Cayenna.

5. Buon appetito!

Valori nutrizionali per porzione:

Calorie 229 kcal

Carboidrati 5 g

Proteine 14 g

Grassi 18 g

Broccoli al peperoncino

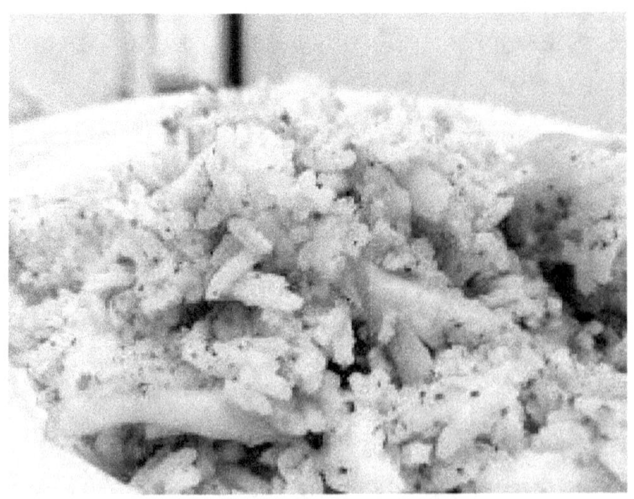

Ingredienti per 2 porzioni:

- 4 cucchiai di olio extra vergine di oliva

- 450 g di broccoli

- 2 cucchiai di acqua

- 3 spicchi d'aglio, tritati

- 1 tazza di Mozzarella (senza caglio animale)

- 1 cucchiaino di peperoncino rosso tritato

- Sale kosher quanto basta

Procedimento:

1. Riscalda l'olio in una padella capiente a fuoco

medio-alto.

2. Soffriggi l'aglio per 2 minuti.

3. Aggiungi i broccoli e falli rosolare per 12 minuti.

4. Aggiungi 2 cucchiai di acqua e continua la cottura a fuoco lento per altri 5 minuti.

5. Aggiungi la mozzarella, il peperoncino e il sale kosher.

6. Copri la padella e fai cuocere per altri 3 minuti.

7. Buon appetito!

Valori nutrizionali per porzione:

Calorie 238 kcal

Carboidrati totali 11 g

Proteine 6 g

Grassi 14 g

Tortini di zucca e patate dolci

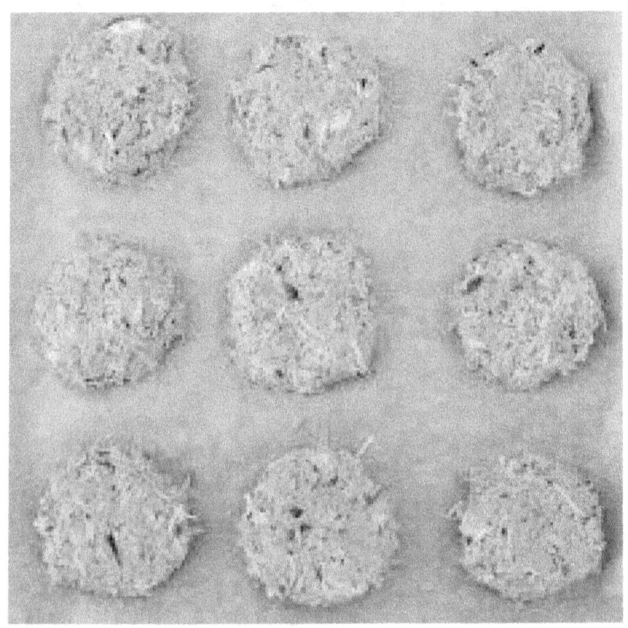

Ingredienti per 2 porzioni:

- 5 cucchiai di Burro

- Mezzo cucchiaino di sale

- 1 cucchiaino di Pepe nero (opzionale)

- 1/4 di cucchiaino di prezzemolo

- 1/4 di cucchiaino di Cumino macinato

- Mezzo cucchiaino di Aglio in polvere

- 2 uova sbattute

- Una tazza di patate sbucciate e schiacciate

- 1 Tazza di zucca tagliata finemente

Procedimento:

1. In una ciotola, mescola le uova sbattute, le patate, la zucca, prezzemolo, cumino macinato, aglio in polvere, sale e pepe nero.

2. Fai sciogliere 3 cucchiai di burro nella padella.

3. Mescola il burro sciolto con il composto ottenuto nel punto 1 e lavoralo formando delle "polpette"

4. Aggiungi altri 2 cucchiai di burro nella padella e friggi "le polpette" per 5 minuti su ciascun lato

5. Buon appetito!

Valori nutrizionali per porzione:

Calorie 186 kcal

Carboidrati 7 g

Proteine 9 g

Grassi 14 g

Insalata di ceci

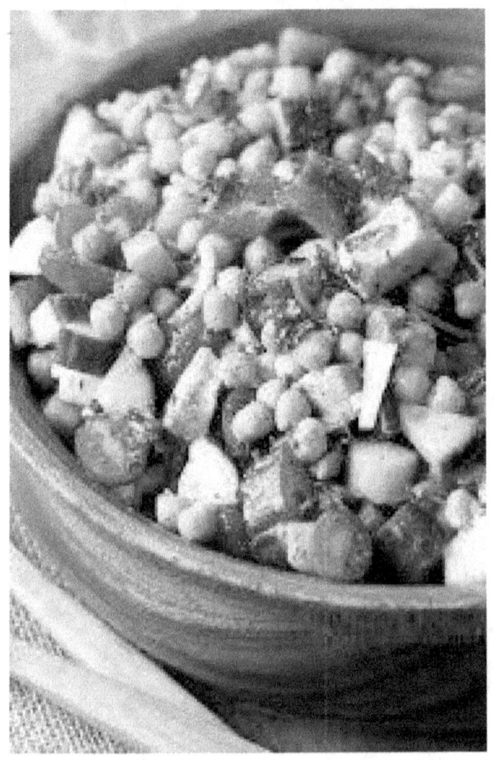

Ingredienti per 2 porzioni:

- 1/3 di cucchiaino di sale

- 1/3 di cucchiaino di pepe nero

- 2 cucchiai di succo di limone

- 4 cucchiai di Olio d'oliva

- Mezza tazza di cipolla rossa affettata

- 1/4 di tazza di Prezzemolo fresco tritato
- 1 tazza di cetriolo tagliato a dadini
- 1 tazza di Ceci cotti
- Mezza tazza di Pomodorini tagliati a metà

Procedimento:

1. In una ciotola, mescola insieme tutti gli ingredienti.
2. Metti almeno 10 minuti in frigo prima di servire.
3. Buon appetito!

Valori nutrizionali per porzione:

Calorie 155 kcal

Carboidrati 9 g

Proteine 4 g

Grassi 8 g

Spaghetti di zucca alla Greca

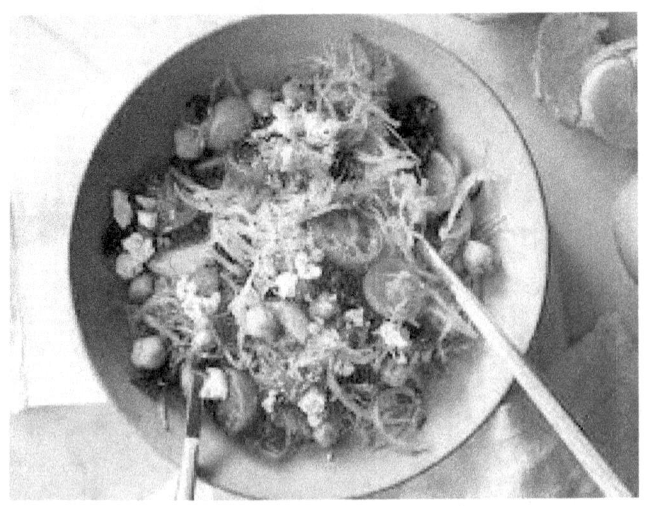

Ingredienti per 2 porzioni:

- 6 cucchiai di Feta a pezzetti

- 1/4 di cucchiaino di sale

- 1 tazza di spinaci

- 1 zucca piccola

- 6 pomodorini tagliati a metà

- 1 cucchiaino di timo fresco

- 3 tazze di ceci cotti

- 1 cucchiaino di aglio tritato

- 1/4 di tazza di cipolla rossa tagliata a piccole fette

- 4 cucchiai di Olio d'oliva

Procedimento:

1. Dividi la zucca a metà e condisci le due parti con sale e un filo d'olio.

2. Cuoci le due metà della zucca (a faccia in giù) in forno preriscaldato a 190°C per 25 minuti.

3. Fai raffreddare per 10 minuti.

4. Raschia delicatamente la polpa di zucca in modo da ottenere dei filamenti "simili gli spaghetti"

5. In una padella versa l'olio e fai rosolare l'aglio e la cipolla per 5 minuti.

6. Aggiungi i pomodorini, il timo e i ceci e fai cuocere altri 3 minuti.

7. Adesso aggiungi il sale, spinaci e gli spaghetti di zucca, fai cuocere per altri 5 minuti mescolando continuamente.

8. Condisci con il formaggio feta.

9. Buon appetito!

Valori nutrizionali per porzione:

Calorie 272 kcal

Carboidrati 12 g

Proteine 14 g

Grassi 20 g

Zucca al gratin con pomodoro e peperoncino

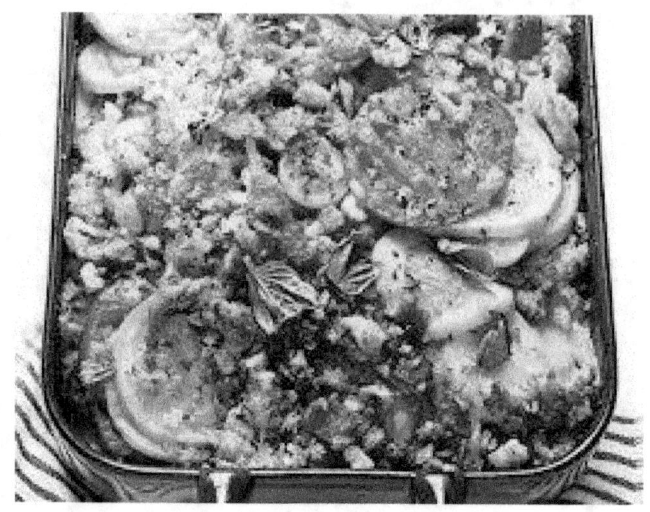

Ingredienti per 4 porzioni:

- 1 pomodoro grande tagliato in 8 fette

- 4 cucchiai di olio d'oliva

- 1 tazza di formaggio Svizzero

- 1 tazza di panna

- Mezzo cucchiaino di pepe nero (opzionale)

- Mezzo cucchiaino di sale

- 2 cucchiaini di timo fresco tritato

- 1/4 di tazza di basilico fresco

- 2 cucchiaini di aglio tritato
- 400 g di zucca tagliata a fette
- 1 peperone rosso tritato
- 2 tazze di cipolla rossa tritata

Procedimento:

1. Riscalda il forno a 190°C.
2. In padella versa 4 cucchiai di olio d'oliva e fai rosolare aglio, zucca, peperone e cipolla per 5 minuti.
3. Aggiungi il pepe, il sale, il timo, il basilico, fai rosolare 1 altro minuto mescolando continuamente.
4. In una ciotola aggiungi il formaggio e la panna, miscela bene il tutto
5. Mescola questo mix ottenuto con le verdure cotte nel punto 2 e metti il composto ottenuto in una teglia.
6. Aggiungi i pomodorini di sopra per ornamento e fai cuocere in forno per 40 minuti.
7. Buon appetito!

Valori nutrizionali per porzione:
Calorie 235 kcal

Carboidrati 13 g

Proteine 12 g

Grassi 16 g

Insalata caprese

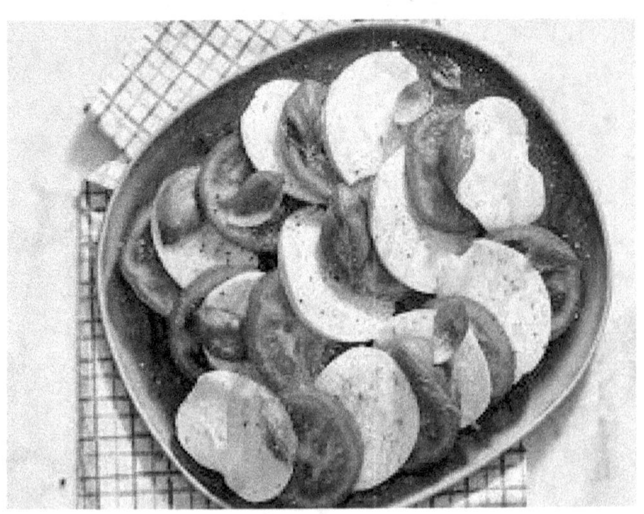

Ingredienti per 2 porzioni:

- 5 cucchiai di aceto balsamico

- 6 pomodori

- 2 Mozzarelle (senza caglio animale)

- Basilico fresco

- Sale e pepe a piacere

Procedimento:

1. Fai sbollentare l'aceto balsamico in una padella per 5 minuti, poi mettilo da parte a raffreddare.

2. Taglia i pomodori e la mozzarella a fette sottili.

3. Metti le fette di pomodoro sui piatti e aggiungi le fette di mozzarella e le foglie di basilico.

4. Aggiungi poi sale, pepe nero (opzionale) e aceto balsamico trattato nel punto 1.

5. Buon appetito!

Valori nutrizionali per porzione:

Calorie 188 kcal

Carboidrati 4 g

Proteine 11 g

Grassi: 18 g

Uova strapazzate al jalapeno

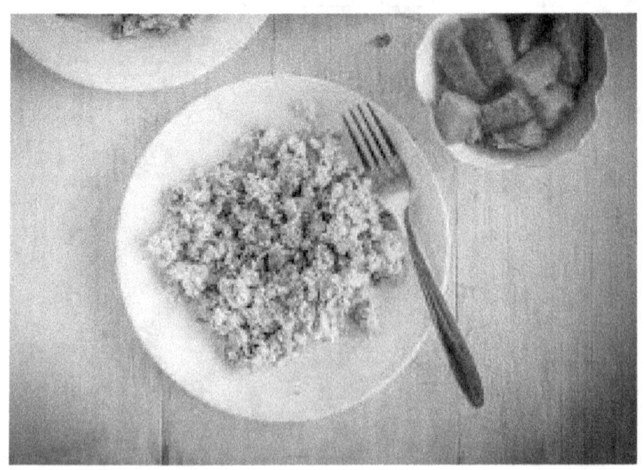

Ingredienti per 1 porzione:

- 2 uova grandi

- 1 pezzo di peperoncino Jalapeno tritato

- 1/4 cucchiaino di cipolla in polvere

- 1/4 cucchiaino di aglio in polvere

- 40 g di crema di formaggio

- 1 cucchiaino di olio d'oliva

- 1/4 cucchiaino di sale

Procedimento:

1. In una padella, scalda l'olio d'oliva a fuoco medio.

2. Aggiungi il Jalapeno tritato nella padella e fai rosolare per 2 minuti.

3. Aggiungi le uova nella padella e mescola continuamente "strapazzandole" fino al completamento della cottura.

4. Togli la padella dal fuoco e aggiungi la crema di formaggio e le spezie, continua mescolare per altri 30 secondi.

5. Buon appetito!

Valori nutrizionali per porzione:

Calorie 292 kcal

Carboidrati 4 g

Proteine 15 g

Grassi 24 g

Omelette del sud-ovest

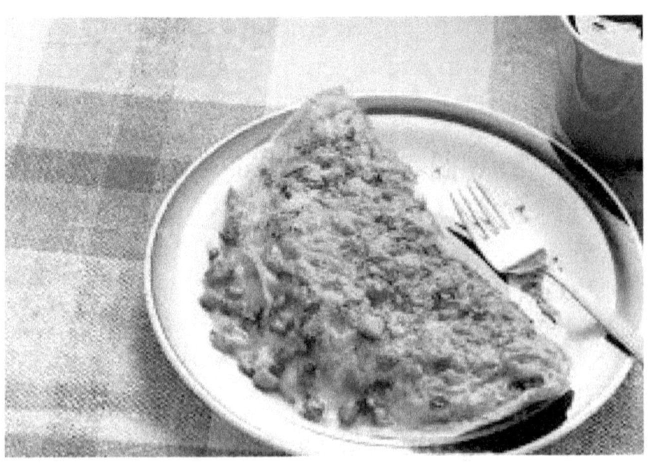

Ingredienti per 1 porzione:

- 3 uova

- Mezza tazza di spinaci freschi (tritati)

- Un pizzico di peperoncino in polvere (opzionale)

- 3 cucchiai di olio extravergine d'oliva

- 1/4 di tazza di cipolla (a dadini)

- 1/4 di tazza di pomodorini (a fette)

- 1 cucchiaino di prezzemolo fresco (tritato)

- Sale kosher quanto basta

Procedimento:

1. In una ciotola, rompi le uova e utilizza una frusta per sbatterle.

2. Aggiungi il prezzemolo, gli spinaci, il peperoncino in polvere e il sale, usa sempre la frusta per mischiare bene gli ingredienti.

3. Metti la padella a fuoco medio-alto e versa l'olio d'oliva.

4. Aggiungi le cipolle alla padella e fai rosolare per 3 minuti.

5. Metti poi i pomodorini e cuoci per altri 2 minuti.

6. Adesso aggiungi nella padella il composto ottenuto punto 2, mescola bene e fai cuocere per 5 minuti

7. Capovolgi la frittata e cuoci l'altro lato per non più di 2 minuti.

8. Buon appetito!

Valori nutrizionali per porzione:

Calorie 334 kcal

Carboidrati 6 g

Proteine 16 g

Grassi 21 g.

Insalata di feta greca

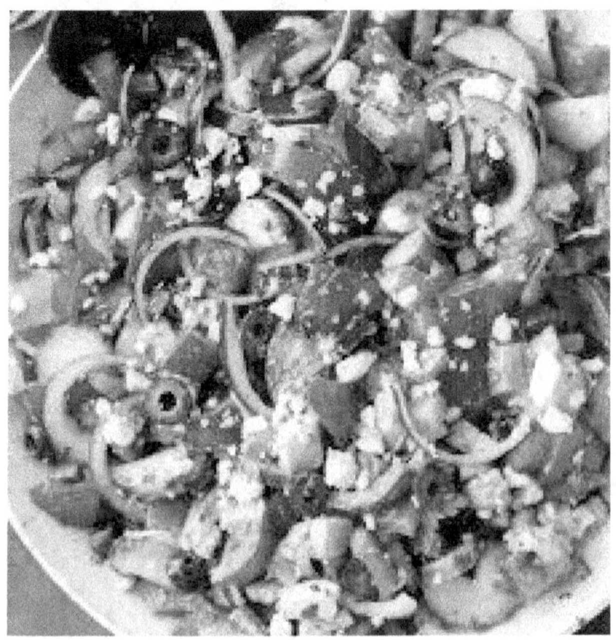

Ingredienti per 1 porzione:

- 2 cucchiaio di olio extravergine d'oliva

- 2 cucchiai di aceto di vino rosso

- Mezzo cucchiaino di origano secco

- Mezzo cucchiaino di aglio in polvere

- 1 tazza di lattuga rossa (tritata)

- Mezza tazza di pomodori (a dadini)

- 1/4 di tazza di cipolle rosse (affettate)

- 1/2 tazza di cetrioli (tagliati a dadini)
- Mezza tazza di formaggio feta (a pezzetti)
- 5 olive nere (tagliate a metà)
- Un pizzico di pepe nero (opzionale)
- Sale kosher quanto basta

Procedimento:

1. In una ciotola metti 1 cucchiaio di olio d'oliva, aceto di vino rosso, origano essiccato, sale, pepe e aglio in polvere e mescola il tutto utilizzando una frusta.

2. Aggiungi poi la lattuga tritata, i pomodori, le cipolle rosse e i cetrioli e mescola bene

3. Completa l'insalata con il formaggio Feta e le olive.

4. Aggiungi un altro cucchiaio di olio d'oliva continuando a mescolare.

5. Buon appetito!

Valori nutrizionali per porzione:

Calorie 367 kcal

Carboidrati 8 g

Proteine 14 g

Grassi 28 g

Hummus di avocado e cavolfiore

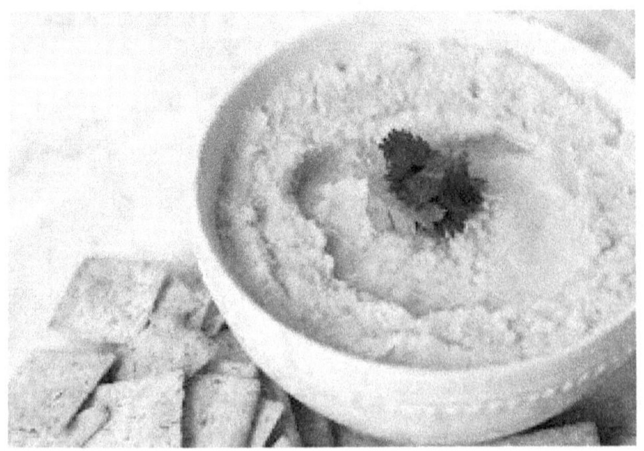

Ingredienti per 2 porzioni:

- 1 cavolfiore medio (tritato)

- 1 grande avocado Hass (pelato, snocciolato e tritato)

- 6 cucchiai di olio extra vergine di oliva

- 2 piccoli spicchi d'aglio

- Mezzo cucchiaio di succo di limone

- Mezzo cucchiaino di cipolla in polvere

- Sale

- Pepe nero (opzionale)

- 1 carota

- 1/4 di tazza di coriandolo fresco (tritato)

Procedimento:

1. Preriscalda il forno 220°C e rivesti una teglia con carta di alluminio.

2. Metti il cavolfiore tritato sulla teglia e condiscilo con 2 cucchiai di olio d'oliva.

3. Cuoci il cavolfiore tritato in forno per 25 minuti

4. Rimuovi il vassoio dal forno e lascialo raffreddare.

5. Quando il cavolfiore inizia a raffreddarsi, aggiungi insieme ad esso tutti gli altri ingredienti all'interno di un frullatore e azionalo!

6. Trasferisci il composto ottenuto in una ciotola, coprila e mettila in frigorifero per 45 minuti.

7. Togli il composto dal frigo e condisci con sale e pepe.

8. Buon appetito!

Valori nutrizionali per porzione:

Calorie 336 kcal

Carboidrati 8 g.

Proteine 4 g

Grassi 21 g

CAPITOLO 3

Cena Chetogenica

Zuppa cremosa di broccoli

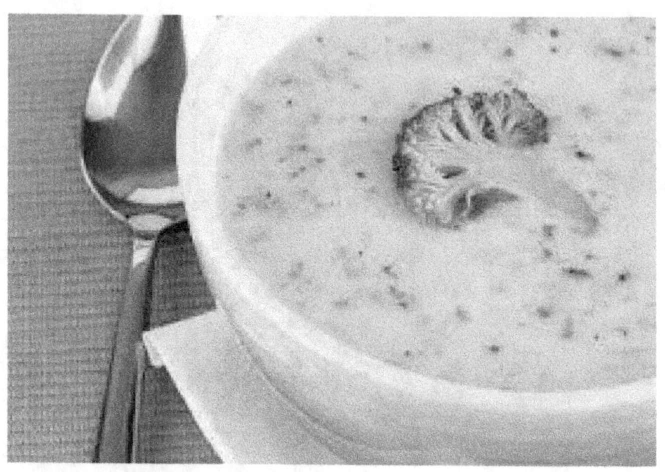

Ingredienti per 4 porzioni:

- 5 tazze di cimette di broccoli

- 2 spicchi d'aglio (tritati)

- 1 carota, sbucciata e tritata

- 1 cipolla tritata

- 1 tazza di formaggio Svizzero (pezzetti)

- 2 cucchiai di panna acida

- 1/2 tazza di latte di cocco

- 420 g di brodo vegetale

- Sale

- Pepe (opzionale)

Procedimento:

1. Metti una pentola a fuoco medio/alto, aggiungi il brodo, aglio, carota e cipolla, porta ad ebollizione e lascia bollire per 5 minuti abbassando la fiamma.

2. Aggiungi il latte di cocco, broccoli, sale e pepe e lascia bollire per altri 10 minuti

3. Aggiungi la panna acida e mescola bene.

4. Lascia raffreddare leggermente la zuppa, poi versala in un frullatore e azionalo fino ad ottenere una miscela liscia e cremosa.

5. Guarnisci con formaggio Svizzero a pezzetti.

6. Buon appetito!

Valori nutrizionali per porzione:

Calorie 228 kcal

Carboidrati 12 g

Proteine 8 g

Grassi 12 g

Riso di cavolfiore al peperoncino

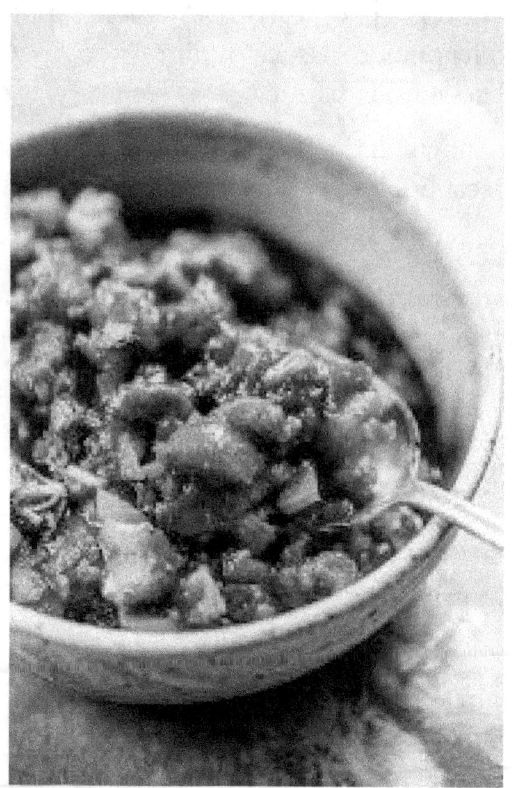

Ingredienti per 3 porzioni:

- Mezza tazza di pomodori (tagliati a dadini)

- 1 cucchiaio di concentrato di pomodoro

- 2 spicchi d'aglio tritati

- 300 g di cavolfiore

- 1 tazza di funghi (tagliati a dadini)
- Mezza cipolla piccola, tritata
- 4 cucchiai di olio d'oliva
- 1/3 di cucchiaino di paprika
- 1/2 cucchiaino di cumino in polvere
- 1/2 cucchiaino di pepe nero (opzionale)
- 1/2 cucchiaino di sale

Procedimento:

1. Trita la testa di cavolfiore creando un composto "simile al riso" e mettilo da parte.
2. In una casseruola, scalda l'olio d'oliva a fuoco medio.
3. Aggiungi la cipolla e l'aglio e fai rosolare per 5 minuti.
4. Aggiungi il riso di cavolfiore e i funghi e fai cuocere per 10 minuti.
5. Aggiungi il sale e le spezie, mescola per 1 minuto.
6. Adesso aggiungi i pomodori e il concentrato di pomodoro e mescola bene per un altro minuto.
7. Copri la casseruola con il coperchio e fai cuocere per 10 minuti.
8. Mescola bene il tutto

9. Buon appetito!

Valori nutrizionali per porzione:

Calorie 136 kcal

Carboidrati 8 g

Proteine 4 g

Grassi 7 g

Zuppa con funghi e spinaci

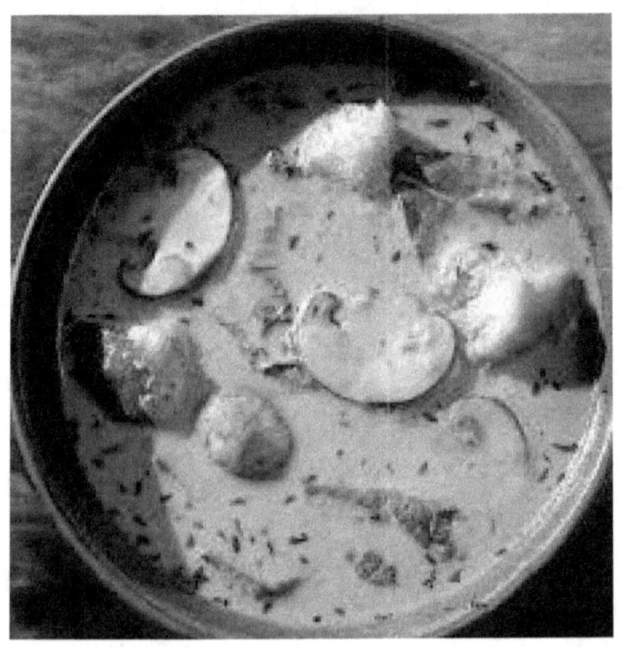

Ingredienti per 2 porzioni:

- 1 tazza di spinaci

- 200 g di cavolfiore

- 1/4 tazza di latte di cocco

- 1 tazza di brodo vegetale

- 2 cucchiai di aceto

- 1/3 di cucchiaino di noce moscata

- 1/2 cucchiaino di pepe nero (opzionale)
- 1 cucchiaino di timo
- 2 spicchi d'aglio (tritati)
- 2 tazze di funghi (a cubetti)
- 5 cucchiai di olio di cocco (oppure olio extravergine di oliva)
- 1 cucchiaino di sale

Procedimento:

1. Trita la testa di cavolfiore creando un composto "simile al riso" e mettilo da parte.

2. Scalda l'olio di cocco in una pentola a fuoco medio.

3. Aggiungi funghi, aglio, sale, pepe, noce moscata e timo e fai soffriggere per 7 minuti.

4. Aggiungi l'aceto e mescola bene.

5. Aggiungi il latte di cocco e il brodo e porta ad ebollizione.

6. Aggiungi gli spinaci e il riso di cavolfiore, mescola bene e fai cuocere per altri 5 minuti

7. Buon appetito!

Valori nutrizionali per porzione:

Calorie 193 kcal

Carboidrati 11 g

Proteine 5 g

Grassi 15 g

Insalata di verdure

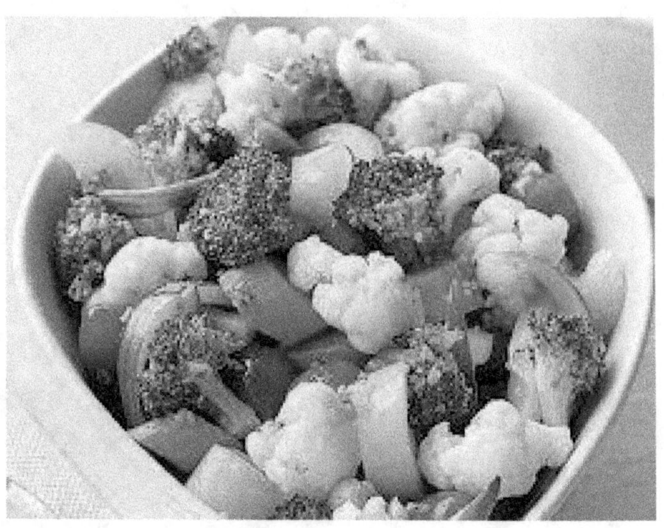

Ingredienti per 4 porzioni:

- 2 tazze di cimette di cavolfiore

- 2 tazze di carote tritate

- 2 tazze di pomodorini tagliati a metà

- 2 cucchiai di scalogno tritato

- 1 peperone tagliato a dadini

- 1 cetriolo tagliato a dadini

Ingredienti per il condimento:

- 2 spicchi d'aglio (tritati)

- 5 cucchiai di aceto di vino rosso

- Mezza tazza di olio d'oliva
- Sale
- Pepe (opzionale)

Procedimento:

1. In una ciotola, mescola tutti gli ingredienti del condimento.

2. In un'altra ciotola, aggiungi tutti gli ingredienti dell'insalata e mescola bene.

3. Versa il condimento sull'insalata e mescola bene.

4. Metti l'insalata condita in frigorifero per 4 ore prima di servire.

5. Buon appetito!

Valori nutrizionali per porzione:

Calorie 200 kcal

Carboidrati 12 g

Proteine 4 g

Grassi 17 g

Insalata di cavolo e avocado

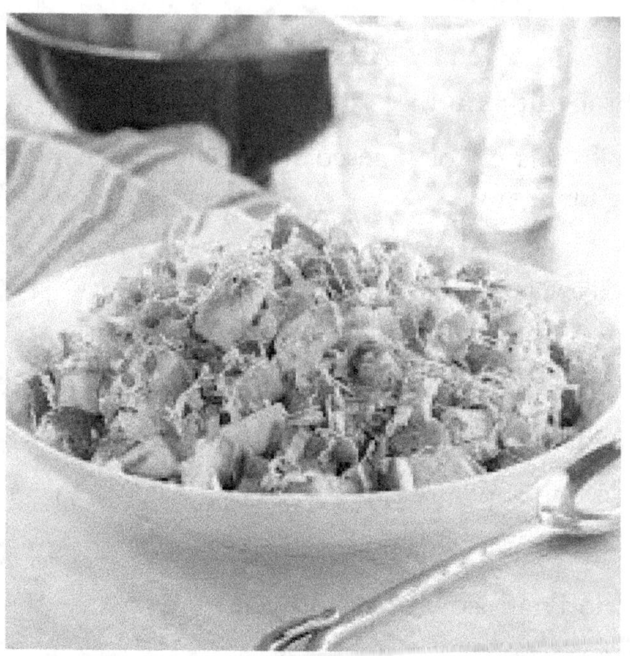

Ingredienti per 4 porzioni:

- 2 avocado, tagliati a dadini

- 4 tazze di cavolo, tritate

- 3 cucchiai di prezzemolo fresco, tritato

- 2 cucchiai di aceto di mele

- 4 cucchiai di olio d'oliva

- 1 tazza di pomodorini, tagliati a metà

- Mezzo cucchiaino di pepe (opzionale)

- Mezzo cucchiaino di sale

Procedimento:

1. In una ciotola, aggiungi cavolo, avocado e pomodorini, mescola bene.

2. In un'altra ciotola, mescola insieme, l'olio, il prezzemolo, l'aceto, il pepe e il sale.

3. Versa il condimento ottenuto nel punto 2 nella ciotola del punto 1 e mescola bene il tutto. Metti almeno per 15 minuti in frigo prima di servire.

4. Buon appetito!

Valori nutrizionali per porzione:

Calorie 233 kcal

Carboidrati 12 g

Proteine 4 g

Grassi 19 g

Insalata Di Rapa

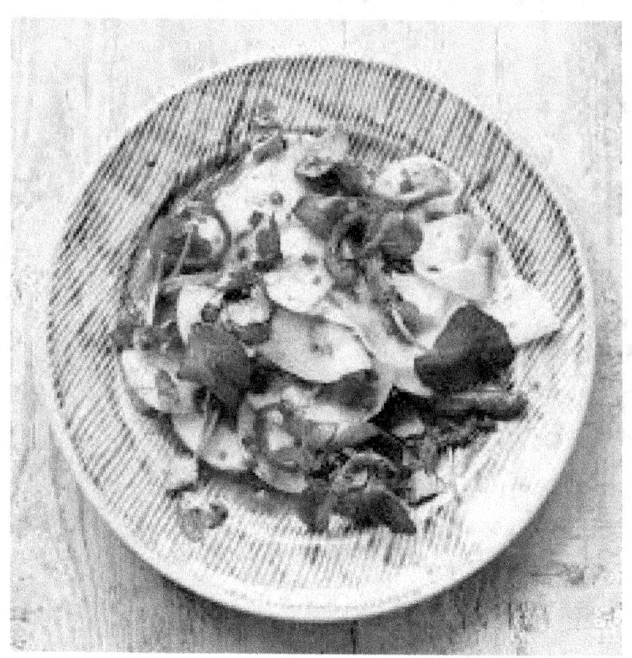

Ingredienti per 2 porzioni:

- 4 rape bianche tagliate a forma spirale

- Succo di 1 limone

- 3 rametti di aneto, tritati

- 4 cucchiai di olio d'oliva

- 1/3 cucchiaino di sale

Procedimento:

1. In una ciotola metti la rapa, il succo di limone, l'aneto e il sale e mescola bene.

2. Aggiungi l'olio e continua a mescolare. Metti almeno 15 minuti in frigo prima di servire.

3. Buon appetito!

Valori nutrizionali per porzione:

Calorie 109 kcal

Carboidrati 9 g

Proteine 3 g

Grassi 9 g

Carote al forno

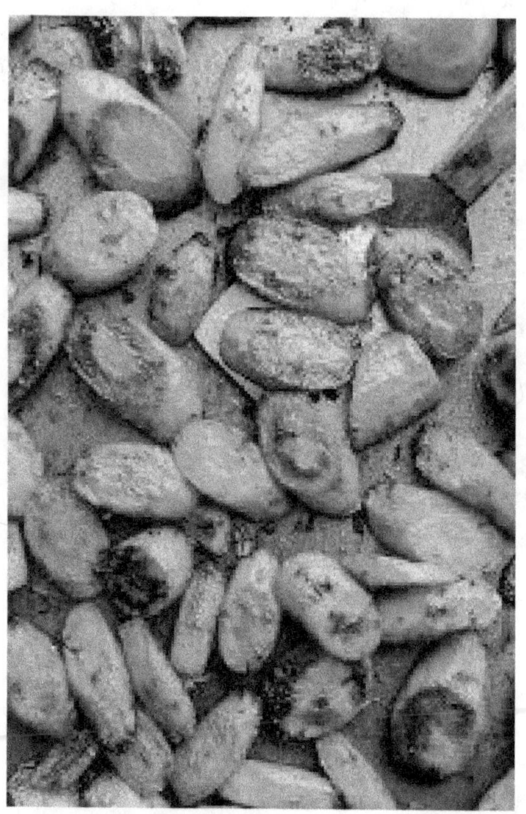

Ingredienti per 3 porzioni:

- 9 carote affettate

- 1/2 cucchiaio di prezzemolo fresco, tritato

- 1/2 cucchiaio di basilico essiccato

- 2 spicchi d'aglio, tritati

- 5 cucchiai di olio d'oliva
- 1/2 cucchiaino di sale

Procedimento:

1. Preriscalda il forno a 190°C

2. In una ciotola, mescola le carote, olio, basilico, aglio e sale.

3. Distribuisci le carote condite in una teglia e falle cuocere in forno per 30 minuti.

4. A fine cotture guarnisci con il prezzemolo e servi.

5. Buon appetito!

Valore nutrizionale per porzione:

Calorie 159 kcal

Carboidrati 12 g

Proteine 3 g

Grassi 9 g

Soffritto di spinaci e pomodoro

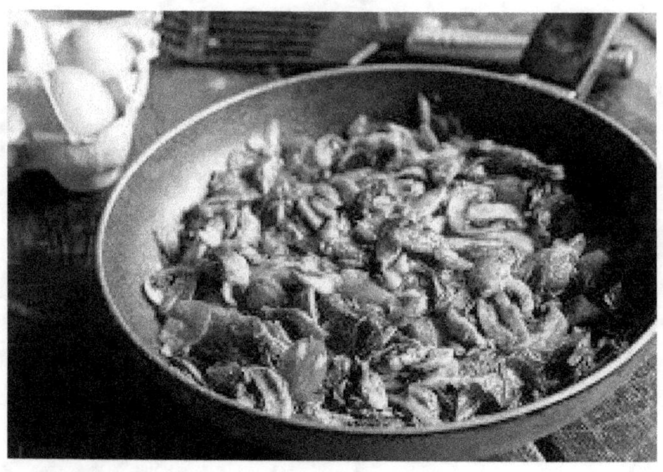

Ingredienti per 2 porzioni:

- Mezza tazza di pomodorini, tagliati a metà

- Mezza cipolla, affettata

- 4 tazze di spinaci

- 1 spicchio d'aglio, tritato

- Mezzo cucchiaino di scorza di limone

- Succo di Mezzo limone

- 4 cucchiai di olio d'oliva

- 6 funghi champignon, tagliati a fette

- Sale

- Pepe (opzionale)

Procedimento:

1. In una padella a fuoco medio, scalda l'olio d'oliva

2. Aggiungi i funghi e fai soffriggere per 4 minuti

3. Metti i funghi in un piatto e mettili da parte.

4. Nella stessa padella, aggiungi la cipolla e fai soffriggere per 2 minuti

5. Alla cipolla soffritta, aggiungi i pomodorini, l'aglio, la scorza di limone, sale e pepe e continua cuocere per altri 5 minuti

6. Adesso, aggiungi i funghi (soffritti in precedenza) e gli spinaci nella padella, mescola bene e fai cuocere fino alla cottura desiderata.

7. Condisci con succo di limone

8. Buon appetito!

Valori nutrizionali per porzione:

Calorie 144 kcal

Carboidrati 9 g

Proteine 4 g

Grassi 8 g

Funghi all'aglio e limone

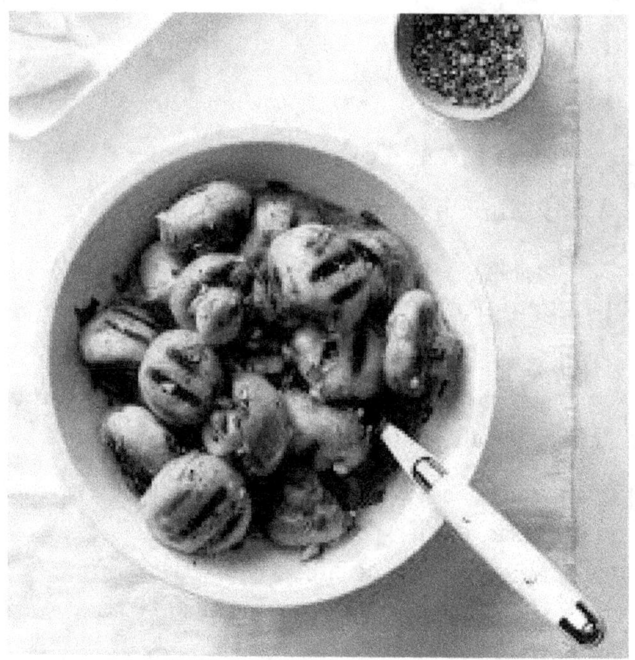

Ingredienti per 2 porzioni:

- 200 g di Funghi Porcini tagliati a dadini

- 4 cucchiai di olio d'oliva

- 1 cucchiaino di scorza di limone, tritata

- 2 cucchiai di succo di limone

- 2 spicchi d'aglio, tritato

- 100 g di funghi Champignon tagliati a dadini

- Mezzo peperoncino rosso, tritato (opzionale)

- Mezza cipolla, affettata
- 1/3 cucchiaino di sale

Procedimento:

1. In una padella, scalda l'olio d'oliva a fuoco alto.

2. Aggiungi l'aglio, cipolla, funghi porcini, funghi champignon, funghi e peperoncino.

3. Mescola bene e fai cuocere a fuoco medio-alto per 10 minuti.

4. Aggiungi la scorza di limone e il sale, mescola bene facendo cuocere il tutto per 1 altro minuto.

5. Spegni la fiamma e condisci con succo di limone e sale.

6. Buon appetito!

Valori nutrizionali per porzione:

Calorie 134 kcal

Carboidrati 7 g

Proteine 4 g

Grassi 8 g

Tikki Masala Vegetariano

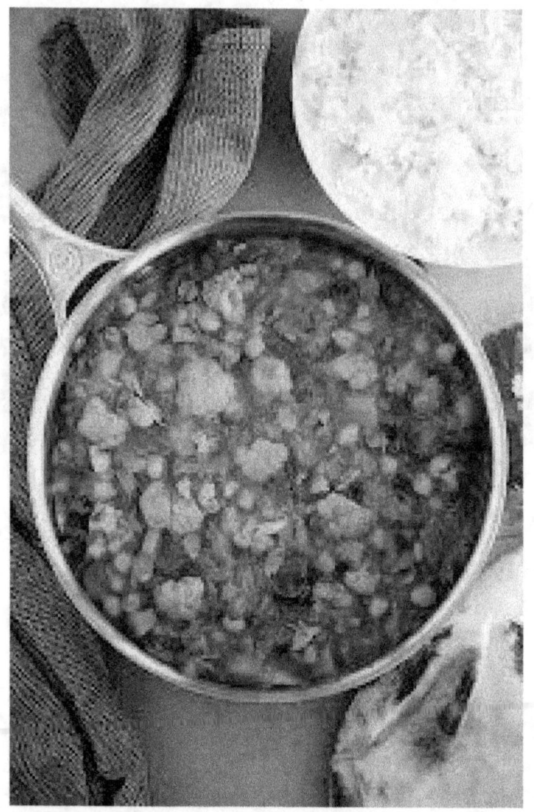

Ingredienti per 5 porzioni:

- 5 cucchiai di olio di cocco (oppure olio di oliva)

- 200 ml di latte di cocco (intero)

- Mezza tazza di passata di pomodoro

- 1 confezione di tofu extra duro sgocciolato tagliato a cubetti

- 500 g di cavolfiore

- Mezzo cucchiaino di cipolla in polvere

- Mezzo cucchiaino di aglio in polvere

- 1 cucchiaino di zenzero in polvere

- Sale quanto basta

- 4 cucchiaini di spezie masala (si possono acquistare facilmente su internet, presso i grandi supermercati oppure presso i negozi di spezie).

Procedimento:

1. Trita la testa di cavolfiore creando un composto "simile al riso" e mettilo da parte.

2. In una padella aggiungi l'olio, e fai soffriggere la cipolla in polvere, l'aglio e il pomodoro.

3. In una ciotola aggiungi il latte di cocco, zenzero e le spezie masala, mescola bene il tutto.

4. Nella padella del punto 2, aggiungi il tofu a cubetti e fai cuocere in padella coperta per 15 minuti.

5. Adesso, mescola il "riso di cavolfiore" nella padella e aggiungi il sale, continua la cottura fino a quando il riso non si cuoce.

6. Per finire, aggiungi all'interno della padella, la miscela creata nel punto 3 e mescola bene il

tutto

7. Buon appetito!

Valori nutrizionali per porzione:

Calorie 328 kcal

Carboidrati 12 g

Proteine 14 g

Grassi 28 g

Ramen Vegetariano

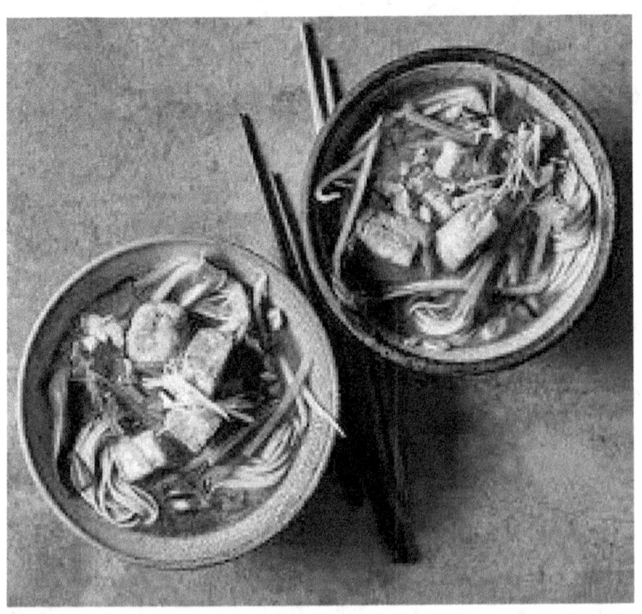

Ingredienti per 1 porzione:

Per Noodles e Brodo:

- 1 cucchiaio di olio d'oliva (o olio di sesamo)

- 2 cucchiai di salsa di soia

- 2 tazze di brodo vegetale

- 1 spicchio d'aglio tritato

- 1/8 cucchiaino di zenzero grattugiato

- 1 zucchina piccola

Per condimenti:

- 1/4 di blocco di tofu cotto, tagliato a cubetti

- Una manciata di spinaci

- 1/4 di tazza di funghi

- 2 cucchiai di burro

Per guarnire:

- Scaglie di peperoncino (opzionale)

- semi di sesamo (opzionale)

Procedimento:

1. Taglia la zucchina a forma spirale, otterrai delle "tagliatelle di zucchina", mettile da parte.

2. In una padella aggiungi il burro e fai soffriggere i funghi, gli spinaci e il tofu.

3. In una casseruola versa l'olio e fai soffriggere l'aglio tritato e lo zenzero per 3 minuti.

4. All'interno della casseruola aggiungi il brodo vegetale, la salsa di soia e le tagliatelle, fai cuocere a fuoco lento per altri 10 minuti.

5. Adesso, metti le tagliatelle in una ciotola, e versa il condimento ottenuto nel punto 2, servi guarnendo con scaglie di peperoncino e semi di

sesamo.

6. Buon appetito!

Valori nutrizionali per porzione:

Calorie 319 kcal

Carboidrati 9 g

Proteine 9 g

Grassi 28 g

Funghi ripieni di Feta e olive

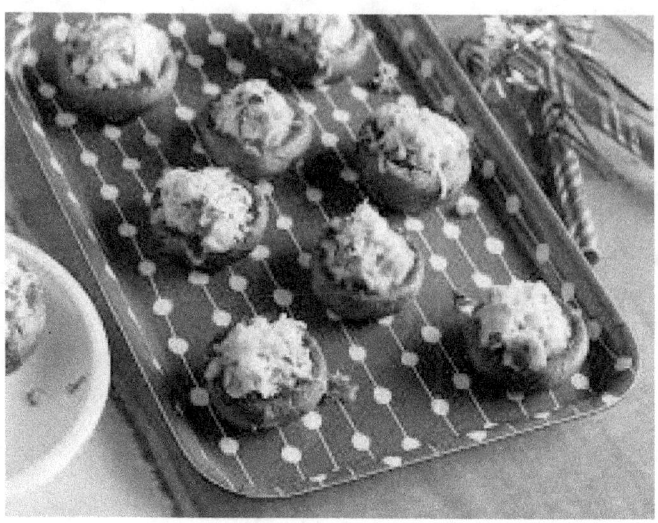

Ingredienti per 3 porzioni:

- 150g di formaggio Feta
- Mezza tazza di burro
- Mezzo cucchiaino di senape
- 1 cucchiaio di prezzemolo fresco tritato
- 1 spicchio d'aglio tritato
- 12 tappi di funghi
- 1/4 di tazza di olive tritate

Procedimento:

1. Preriscaldare il forno a 170°C.

2. Prendi il burro e mettilo all'interno di un fornetto a microonde per pochi secondi per lato, questo servirà a farlo ammorbidire (evita di farlo sciogliere)

3. In una ciotola, mescola il burro ammorbidito, il formaggio Feta, la senape, il prezzemolo, l'aglio e metti da parte.

4. Riempi i "tappi" dei funghi con il composto creato in precedenza e cospargili in superficie le olive tritate.

5. Metti i funghi ripieni in una teglia unta

6. Fai cuocere in forno per circa 30 minuti.

7. Buon appetito!

Valori nutrizionali per 1 porzione:

Calorie 406 kcal

Carboidrati 5 g

Proteine 12 g

Grassi 34 g

Zuppa di cavolfiore e formaggio

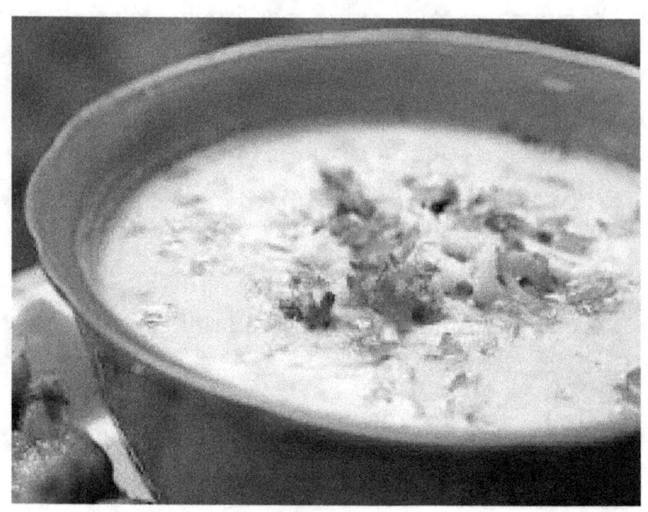

Ingredienti per 4 porzioni:

- 250 g di Formaggio Svizzero a scaglie
- 1 tazza di panna
- 3 tazze di brodo vegetale
- 1 testa di Cavolfiore tritato
- Mezzo cucchiaino di pepe nero
- Mezzo cucchiaino di sale
- 1 scalogno
- 2 spicchi d'aglio tritati

- 2 chiodi di garofano tritati
- 3 cucchiai di olio d'oliva

Procedimento:

1. In una pentola versa l'olio d'oliva e fai soffriggere lo scalogno e l'aglio

2. Aggiungi il cavolfiore e fai cuocere per altri 5 minuti a fuoco medio-alto.

3. Aggiungi la panna e il brodo vegetale, porta la miscela ad ebollizione a fuoco lento e fai cuocere per altri 5 minuti.

4. Togli la pentola dal fuoco e aggiungi pepe, chiodi di garofano tritati, sale e formaggio e mescola delicatamente per un minuto

5. Buon appetito!

Valori nutrizionali per porzione:

Calorie 277 kcal

Carboidrati 9 g

Proteine 12 g

Grassi 22 g

Carciofi ripieni

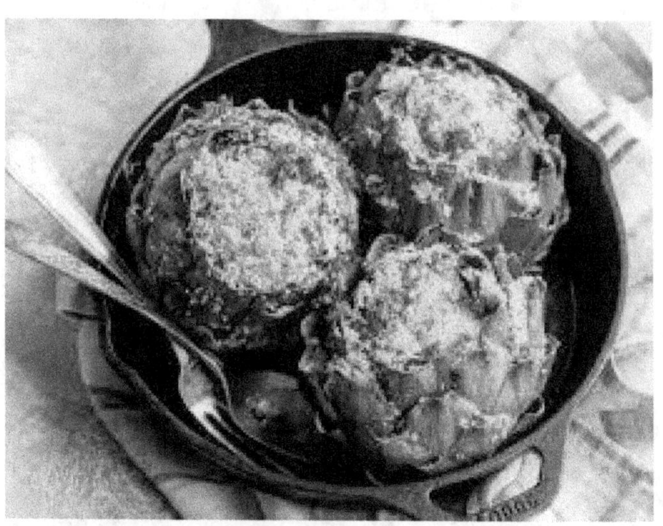

Ingredienti per 2 porzioni:

- 4 Carciofi

- 1 tazza di crema di formaggio (Philadelphia)

- 1/2 cucchiaino di sale

- Mezza tazza di funghi tritati

- 2 cucchiai di cipolla tritata

- 2 cucchiai di succo di limone

- 1 Uovo sbattuto

- 1 cucchiaio di prezzemolo tritato

- Mezzo cucchiaino di pepe nero (opzionale)

Procedimento:

1. Fai riscaldare il forno a 190°C

2. Pulisci i carciofi rimuovendo le foglie esterne.

3. Metti i carciofi appena puliti in una pentola piena di acqua bollente e fai cuocere per 20 minuti.

4. Nel frattempo, in una ciotola inserisci la crema di formaggio, la cipolla, l'uovo, funghi, succo di limone, pepe, sale e prezzemolo, mescola bene il tutto.

5. Inserisci il composto appena ottenuto all'interno dei carciofi.

6. Metti i carciofi ripieni nella teglia e cuoci in forno per 30 minuti.

7. Buon appetito!

Valori nutrizionali per porzione:

calorie 325 kcal

Carboidrati 14 g

Proteine 14 g

Grassi 21 g

Casseruola di fagioli al formaggio

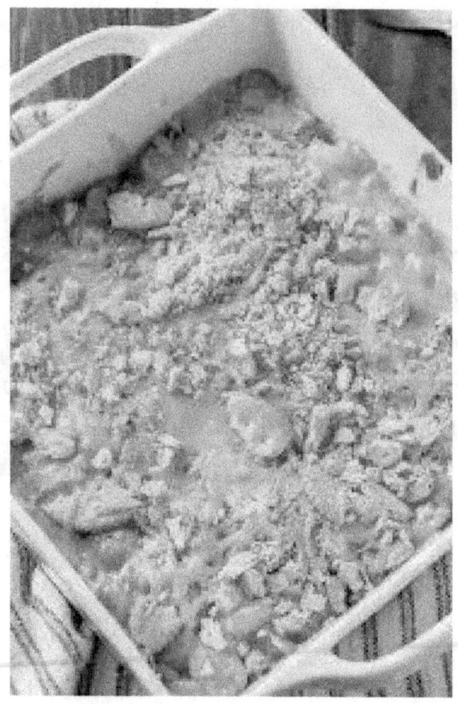

Ingredienti per 2 porzioni:

- 2 tazze di fagioli

- 1 tazza di formaggio Svizzero tagliato a cubetti

- 2 cucchiai di burro

- 3 cucchiaini di senape essiccata

- 1/2 cucchiaino di sale

- 1/2 cucchiaino di pepe nero
- 1 cucchiaio di succo di limone

Procedimento:

1. Fai cuocere i fagioli in acqua bollente fino alla cottura completa.

2. Scalda il forno a 190°C

3. Scola i fagioli e conserva parte del brodino.

4. In una padella, aggiungi il brodo dei fagioli e il burro e fai riscaldare fino a quando il burro non si scioglie.

5. Adesso, aggiungi il sale, il pepe, la senape secca, succo di limone e mescola bene.

6. Metti i fagioli cotti su una teglia da forno.

7. Versa la miscela ottenuta sopra ai fagioli (nella teglia da forno) e cospargi di formaggio a cubetti in superficie.

8. Fai cuocere in forno per 20 minuti

9. Buon appetito!

Valori nutrizionali per porzione:

Calorie 223 kcal

Carboidrati 18 g

Proteine 12 g

Grassi 20 g

Insalata di cavolo e zenzero

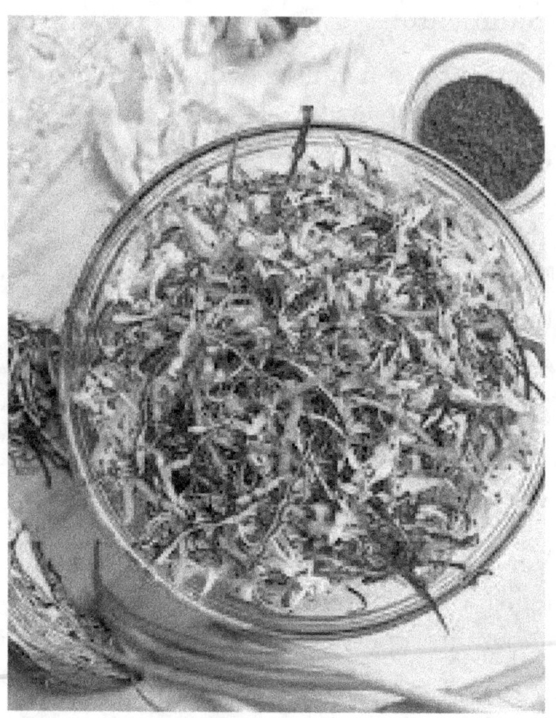

Ingredienti per 6 porzioni:

- 6 tazze di cavolo rosso affettato

- 1 tazza di coriandolo tritato

- 6 tazze di cavolo verde affettato

- 2 tazze di carote, tritate

- 1 tazza di cipolle verdi, affettate

Ingredienti per il condimento dell'insalata:

- 4 cucchiai di olio d'oliva
- 1 cucchiaino di olio di sesamo
- 4 cucchiai di burro di mandorle (fuso)
- 15 g di zenzero, grattugiato
- 2 cucchiai di salsa tamari
- 1 cucchiaio di aceto di mele
- 1 cucchiaio di aceto di vino rosso
- 1 spicchio d'aglio, tritato
- 3 cucchiai di succo di lime
- Sale e pepe quanto basta

Procedimento:

1. Aggiungi tutti gli ingredienti del condimento in un frullatore e azionalo.

2. In una ciotola, mescola il cavolo rosso, cavolo verde, cipolla verde, carote e coriandolo

3. Adesso, mescola per bene il condimento ottenuto nel punto 1 con l'insalata ottenuta nel punto 2

4. Conserva in frigorifero (per almeno 1 ora) e poi servi.

5. Buon appetito!

Valori nutrizionali per porzione:

Calorie 168 kcal

Carboidrati 6 g

Proteine 3 g

Grassi 14 g

Spaghetti di zucca con funghi e pomodoro

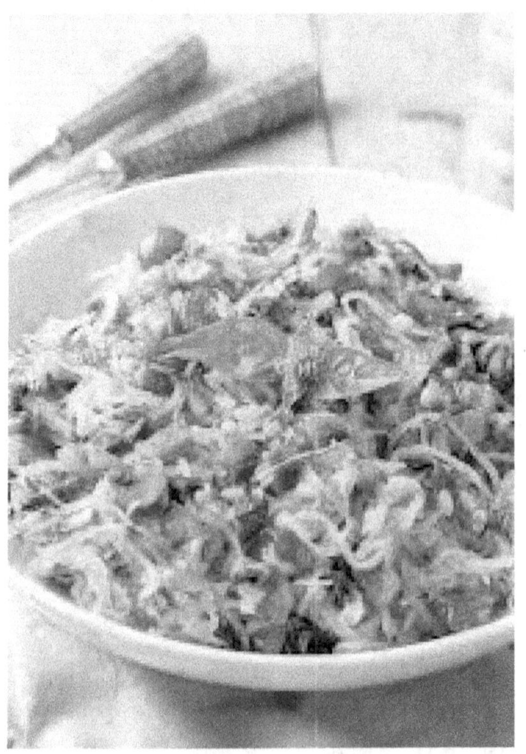

Ingredienti per 4 porzioni:

- 1 zucca grande

- 2 tazze di pomodori a dadini

- 4 spicchi d'aglio tritati

- 250 g di funghi tagliati a cubetti

- 1/3 di tazza di cipolla tritata

- 1/2 tazza di pinoli tostati

- Un cucchiaio di basilico fresco

- 4 cucchiai di olio d'oliva

- Sale kosher quanto basta

- 1 Cucchiaino di pepe nero (opzionale)

Procedimento:

1. Dividi la zucca a metà e condisci le due parti con sale e un filo d'olio.

2. Cuoci le due metà della zucca (a faccia in giù) in forno preriscaldato a 190°C per 25 minuti.

3. Fai raffreddare per 10 minuti.

4. Raschia delicatamente la polpa di zucca in modo da ottenere dei filamenti "simili gli spaghetti", mettili da parte.

5. In una padella, aggiungi olio, funghi e cipolle e fai rosolare per qualche minuto.

6. Aggiungi poi l'aglio tritato e fai cuocere per altri 2 minuti

7. Adesso aggiungi gli "spaghetti" e i pomodorini.

8. Mescola bene il tutto aggiungendo i pinoli tostati, il basilico fresco, sale kosher e pepe nero.

9. Buon appetito!

Valori nutrizionali per porzione:

Calorie 232 kcal

Carboidrati 7 g

Proteine 5 g

Grassi 16 g

Casseruola vegetariana

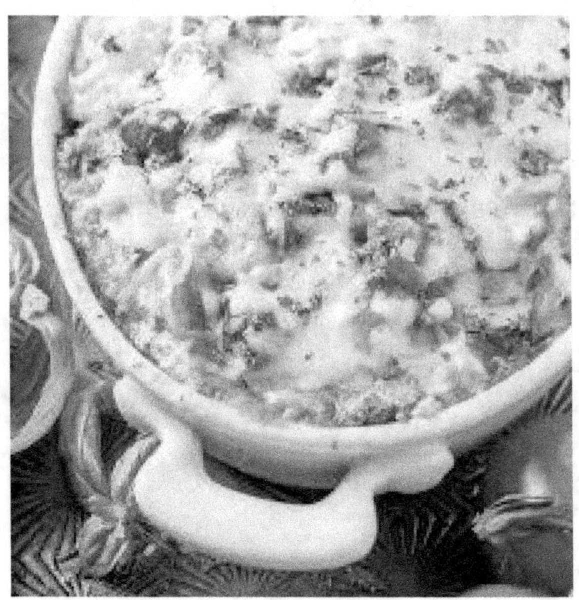

Ingredienti per 3 porzioni:

- 1/3 di tazza di tofu duro (drenato)

- 1 cucchiaio burro

- Mezza tazza di crema di formaggio (Philadelphia)

- 1/4 di tazza di maionese

- 1/4 di tazza di panna acida

- 2 tazze di spinaci (tritati)

- 1 tazza di cuori di carciofo (tritati)

- Mezza cipolla rossa tagliata a dadini
- Mezzo cucchiaino di pepe di Cayenna essiccato
- 1/2 cucchiaino di polvere d'aglio
- 1/4 di tazza di parmigiano (grattugiato)
- 1/2 cucchiaino di sale

Procedimento:

1. Preriscalda il forno a 200°C

2. In una padella, aggiungi il burro e fai rosolare le cipolle a dadini a fuoco medio.

3. Aggiungi alla stessa padella gli spinaci tritati, i cuori di carciofo, il pepe di Cayenna e il sale, mescola durante la cottura.

4. In una ciotola, aggiungi la crema di formaggio, maionese, panna acida e la polvere d'aglio, sbatti il tutto utilizzando una frusta.

5. Trasferisci il composto appena ottenuto nella padella (del punto 3) e continua la cottura per altri 2 minuti.

6. Sbriciola il tofu in piccoli pezzi e aggiungi anche questo all'interno della padella, continua a cuocere per altri 4 minuti.

7. Trasferisci il contenuto della padella in una teglia e aggiungi il parmigiano in superficie.

8. Fai cuocere la teglia in forno per 15 minuti

9. Buon appetito!

Valori nutrizionali per porzione:

Calorie 359 kcal

Carboidrati 6 g

Proteine 10 g

Grassi 31 g

Casseruola di uova e formaggio

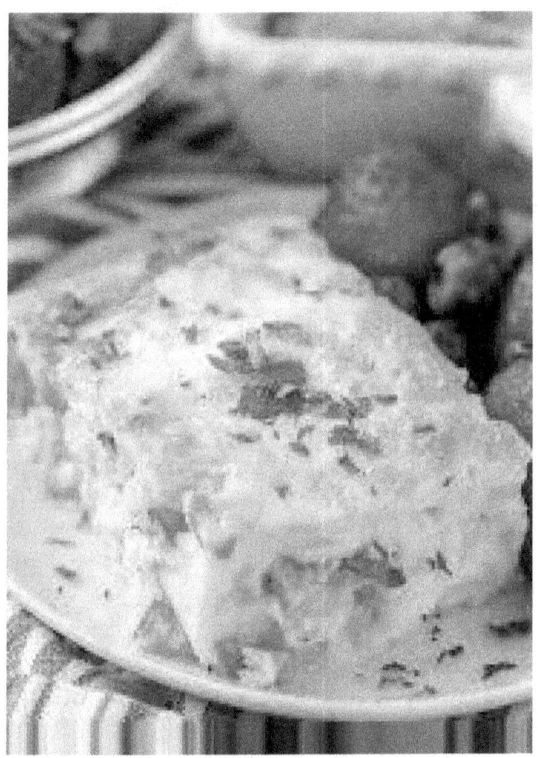

Ingredienti per 3 porzioni:

- 6 uova

- Mezza tazza di formaggio Feta

- Mezza tazza di panna

- Mezza cipolla gialla tagliata a dadini

- 1 cucchiaino di senape di Digione

- Mezzo cucchiaino di origano secco

- 2 cucchiai di burro fuso

- 2 avocado medi (pelati, snocciolati e tagliati a dadini)

- Sale quanto basta

- Pepe nero (opzionale)

- 1 cucchiaio di Olio d'oliva

Procedimento:

1. Preriscalda il forno a 175°C

2. Prendi una ciotola e sbuccia le uova, aggiungi il formaggio Feta, la panna, l'avocado tagliato a dadini, il burro fuso, la cipolla a cubetti, la senape, l'origano, il sale e il pepe nero, utilizza una frusta per mescolare bene il tutto.

3. Versa il contenuto della ciotola in una teglia da forno unta con dell'olio d'oliva e informa per 20 minuti.

4. Togli la teglia dal forno e lascia raffreddare per alcuni minuti.

5. Buon appetito!

Valori nutrizionali per porzione:
Calorie 418 kcal

Carboidrati 5 g

Proteine 23 g

Grassi 32 g

Avocado ripieni di uova

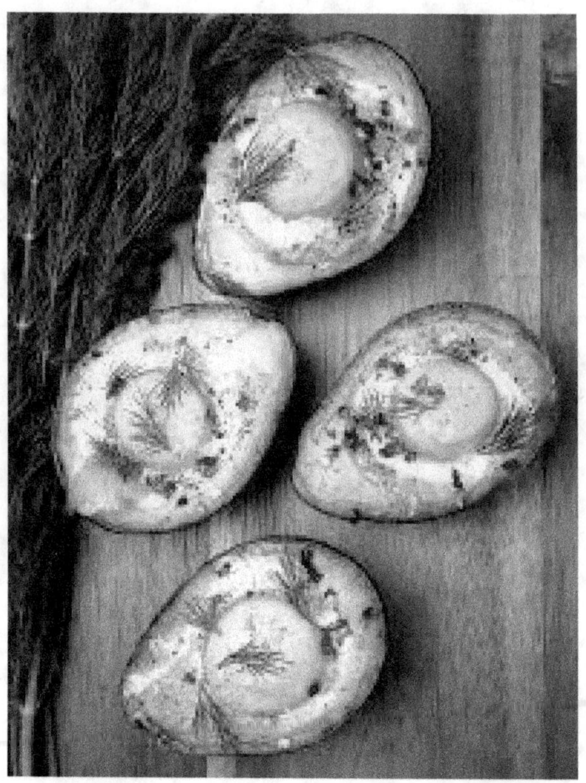

Ingredienti per 2 porzioni:

- 4 uova

- 2 grandi avocado (pelati, snocciolati e divisi in due)

- 1/4 di tazza di prezzemolo fresco (tritato)

- Mezzo cucchiaino di pepe nero (opzionale)

- 1 cucchiaino di polvere d'aglio

- 1 cucchiaino di semi di cumino macinati

- 1 cucchiaino di cipolla in polvere

- 1 cucchiaino di origano secco

- Sale quanto basta

- 1 cucchiaio di succo di limone

- 1 cucchiaio di coriandolo fresco (tritato)

Procedimento:

1. Preriscalda il forno a 200°C e rivesti una teglia con carta da forno.

2. Metti le metà dell'avocado sulla teglia.

3. Rompi con cura le uova in una ciotola, assicurandoti di mantenere intatti i tuorli.

4. Usa un cucchiaio per trasferire con cura il tuorlo e l'albume d'uovo all'interno di ogni metà dell'avocado.

5. Condisci le metà dell'avocado con pepe nero, aglio in polvere, cipolla in polvere, coriandolo, semi di cumino macinati, prezzemolo, origano e sale quanto basta.

6. Metti la teglia nel forno e fai cuocere per 12 minuti.

7. Togli la teglia dal forno e lascia raffreddare.

8. Cospargi il succo di limone sopra le metà dell'avocado.

9. Buon appetito!

Valori nutrizionali per porzione:

Calorie 391 kcal

Carboidrati 6 g

Proteine 15 g

Grassi 33 g

CAPITOLO 4

Piano alimentare di 30 giorni

Giorno 1

Colazione: Frittata di pomodorini

Pranzo: Cavoletti di Bruxelles con parmigiano

Cena: Zuppa cremosa di broccoli

Giorno 2

Colazione: Muffin con farina di mandorla e mirtilli

Pranzo: Insalata di maionese e uova

Cena: Riso di cavolfiore al peperoncino

Giorno 3

Colazione: Frittata di broccoli

Pranzo: Tortino di spinaci

Cena: Zuppa con funghi e spinaci

Giorno 4

Colazione: Budino di chia con mirtilli

Pranzo: Zuppa di menta e avocado

Cena: Insalata di verdure

Giorno 5

Colazione: Porridge al cocco

Pranzo: Riso di cavolfiore alle erbe

Cena: Insalata di cavolo e avocado

Giorno 6

Colazione: Pane alle noci

Pranzo: Funghi e asparagi

Cena: Insalata di rapa

Giorno 7

Colazione: Caffè all'uovo

Pranzo: Cavolfiore cremoso con formaggio

Cena: Tikki Masala vegetariano

Giorno 8

Colazione: Frullato di formaggio e limone

Pranzo: Insalata di cetrioli

Cena: Carote al forno

Giorno 9

Colazione: Mousse di avocado alle more

Pranzo: Cetriolo ripieno di uova

Cena: Soffritto di spinaci e pomodoro

Giorno 10

Colazione: Uova farcite con asparagi e senape

Pranzo: Insalata di cavolo e cocco

Cena: Ramen Vegetariano

Giorno 11

Colazione: Burrito mediterraneo

Pranzo: Tortino di spinaci

Cena: Funghi ripieni di feta e olive

Giorno 12

Colazione: Tofu "Quiche"

Pranzo: Tortini di zucca e patate

Cena: insalata di cavolo e avocado

Giorno 13

Colazione: Budino di chia greco

Pranzo: Insalata di ceci

Cena: Casseruola di fagioli al formaggio

Giorno 14

Colazione: Frittata di pomodorini

Pranzo: Zuppa di menta e avocado

Cena: Insalata di cavolo allo zenzero

Giorno 15

Colazione: Muffin alla farina di mandorla con mirtilli

Pranzo: Spaghetti di zucchine alla greca

Cena: Carciofi ripieni

Giorno 16

Colazione: Frittata di broccoli

Pranzo: Zucca al gratin con pomodoro e peperoncino

Cena: Zuppa di cavolfiore e formaggio

Giorno 17

Colazione: Budino di chia con mirtilli

Pranzo: Insalata caprese

Cena: Spaghetti di zucca con funghi e pomodoro

Giorno 18

Colazione: Porridge al cocco

Pranzo: Insalata di maionese all'uovo

Cena: Ramen Vegetariano

Giorno 19

Colazione: Pane alle noci

Pranzo: Uova strapazzate al jalapeno

Cena: Casseruola vegetariana

Giorno 20

Colazione: Caffè all'uovo

Pranzo: Omelette del sud ovest

Cena: Carciofi ripieni

Giorno 21

Colazione: Frullato di formaggio e limone

Pranzo: Cavolfiore cremoso con formaggio

Cena: Casseruola di uova e formaggio

Giorno 22

Colazione: Mousse di avocado alle more

Pranzo: Cavolfiore cremoso con formaggio

Cena: Avocado ripieni di uova

Giorno 23

Colazione: Uova farcite con asparagi e senape

Pranzo: Insalata di feta greca

Cena: Tikki Masala vegetariano

Giorno 24

Colazione: Burrito mediterraneo

Pranzo: Hummus di avocado e cavolfiore

Cena: Casseruola di fagioli al formaggio

Giorno 25

Colazione: Tofu "Quiche"

Pranzo: Insalata di cavolo e cocco

Cena: Zuppa con funghi e spinaci

Giorno 26

Colazione: Frittata di pomodorini

Pranzo: Insalata di cavolo e cocco

Cena: Carote al forno

Giorno 27

Colazione: Pane alle noci

Pranzo: Insalata di ceci

Cena: Zuppa di cavolfiore e formaggio

Giorno 28

Colazione: Frittata di broccoli

Pranzo: Uova strapazzate al Jalapeno

Cena: Insalata di cavolo allo zenzero

Giorno 29

Colazione: Budino di chia con mirtilli

Pranzo: Insalata caprese

Cena: Funghi con aglio e limone

Giorno 30

Colazione: Frullato di formaggio e limone

Pranzo: Funghi e asparagi

Cena: Zuppa cremosa di broccoli

INDICAZIONI PER GLI SPUNTINI:

Durante il giorno dovrai usufruire di 2 Spuntini:

Il Primo tra la colazione e il pranzo durante la mattina.

Il Seconda durante il pomeriggio tra il pranzo e la cena.

Ecco 10 alimenti elencati numericamente che potrai mangiare a tua scelta in ogni singolo spuntino (ovviamente potrai scegliere solamente di questi 10 alimenti per ogni singolo spuntino).

1. 1 Mela + 1 Scatoletta di carne da 90 grammi (esempio Simmenthal)

2. 1 Mela + 70 grammi di Prosciutto Crudo

3. 1 Yogurt Greco + 50 grammi di cereali

4. 1 Yogurt Greco 150/170 grammi + 3 gallette di Riso (o 2 fette biscottate)

5. 3 gallette di Riso (o 2 fette biscottate) + 70 grammi di Prosciutto Crudo

6. 3 gallette di Riso (o 2 fette biscottate) + 70 grammi di Salmone

7. 3 gallette di Riso (o 2 fette biscottate) + 70 grammi di Bresaola

8. 3 gallette di Riso (o 2 fette biscottate) + 70 grammi di Petto di Tacchino

9. 1 Pacchetto di crackers non salati + 1 scatoletta di tonno da 90 grammi

10. 50 grammi di pane azzimo + 70 grammi di Bresaola

Conclusione + Ricordati il tuo Regalo

Ti ringrazio infinitamente per aver scelto questo libro, spero di averti trasmesso l'essenza della dieta chetogenica e di queste golose ricette che ti aiuteranno ad orientarti nei principali pasti della giornata.

Siamo giunti alla fine di questo cammino, ne approfitto per ricordarti (se ancora non l'hai fatto) **di andare a riscuotere il tuo REGALO!**

Come ti ho già detto nell'introduzione, all'interno della nostra collana di libri, oltre a questo manuale sulla dieta chetogenica, ne abbiamo pubblicato un altro molto interessante.

Si tratta di un libro pieno zeppo di gustose ricette chetogeniche, super efficaci per dimagrire o semplicemente per mantenerti in splendida forma fisica!

Il libro in questione si intitola:

RICETTE CHETOGENICHE

Gustose Ricette Chetogeniche (Facili e Veloci da Preparare) per Dimagrire Rapidamente Attraverso la Dieta Chetogenica!

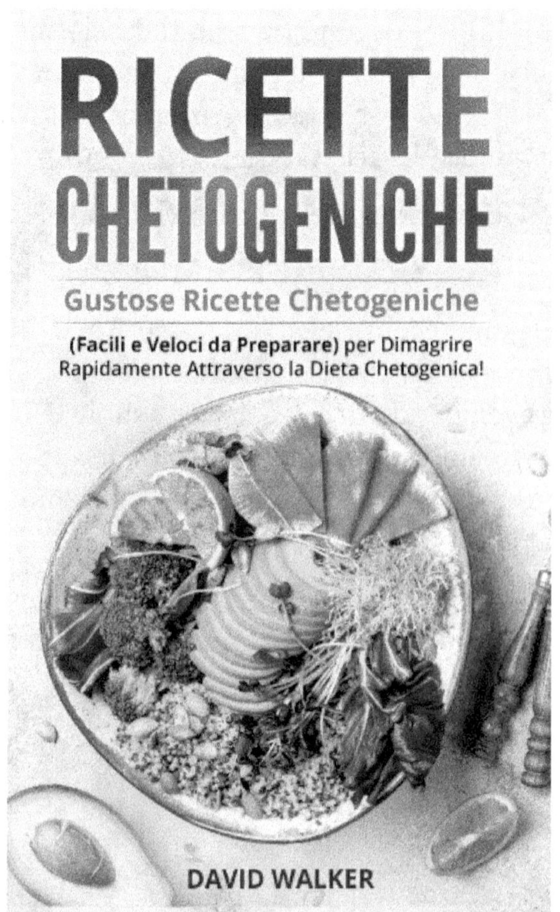

Come puoi verificare con i tuoi stessi occhi, questo libro è in vendita su Amazon a 12,90€ euro il cartaceo e a 4,99€ la versione Kindle (senza la possibilità di essere preso in prestito con Kindle Unlimited).

Io te lo regalerò, non voglio neanche un centesimo, ti chiedo solo un piccolo favore (per me molto importante), quello di lasciarmi una recensione a 5 stelle su Amazon per il libro che stai leggendo in questo momento "Dieta Chetogenica Brucia Grassi".

Come ricevere il Libro GRATIS?

SEMPLICISSIMO!

Lascia una recensione a 5 stelle su Amazon per il libro che stai leggendo adesso (Dieta Chetogenica Brucia Grassi), subito dopo inviami un messaggino su Whatsapp con scritto "RECENSIONE FATTA" al numero 3272024017

…E il Gioco è Fatto, entro poche ore riceverai la tua personale copia omaggio del nostro nuovo libro direttamente su Whatsapp!

BUONA VITA!

www.ingramcontent.com/pod-product-compliance
Lightning Source LLC
Chambersburg PA
CBHW070708250726
48662CB00001B/310